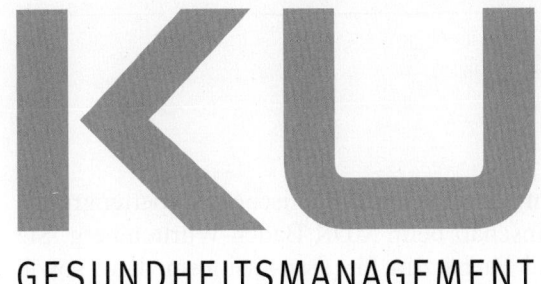

Deutsche Kodierrichtlinien
für die
Psychiatrie/Psychosomatik
(DKR-Psych)

Allgemeine Kodierrichtlinien für
die Verschlüsselung von Krankheiten und Prozeduren

Version 2020

Kommentierung durch den MDK Baden-Württemberg

Autoren: Eva-Maria Weber
Peter Dirschedl

Deutsche Krankenhausgesellschaft (DKG)
GKV-Spitzenverband
Verband der Privaten Krankenversicherung (PKV)
Institut für das Entgeltsystem im Krankenhaus (InEK GmbH)

Autoren für die Kommentierung:

Dr. med. Eva-Maria Weber ist seit 10/2016 Leiterin der Sozialmedizinischen Expertengruppe „Vergütung und Abrechnung" (SEG 4) der MDK-Gemeinschaft beim MDK Baden-Württemberg. Sie ist Fachärztin für Frauenheilkunde und Geburtshilfe und Fachärztin für Transfusionsmedizin sowie MBA Health Care Management (Universität Bayreuth) mit den Zusatzbezeichnungen Sozialmedizin und Ärztliches Qualitätsmanagement. Seit 10/2016 arbeitet sie im Auftrag der Spitzenverbände der Krankenkassen beziehungsweise des GKV-Spitzenverbandes auf Bundesebene an der Entwicklung und Weiterentwicklung der Deutschen Kodierrichtlinien und der Deutschen Kodierrichtlinien für die Psychiatrie/Psychosomatik (DKR-Psych) mit. Davor war sie seit 04/2006 im Auftrag der Spitzenverbände der Krankenkassen beziehungsweise des GKV-Spitzenverbandes im Bereich der ambulanten (vertragsärztlichen) Leistungserbringung und Vergütung tätig.

Dr. med. Peter Dirschedl ist Stellvertretender Leitender Arzt und Leiter des Fachbereichs Krankenhaus und Ambulante Vergütung im MDK Baden-Württemberg. In diesem Fachbereich erfolgt unter anderem die Erarbeitung und Umsetzung von Begutachtungsstandards für die Prüfung stationärer und ambulanter Abrechnungen. Er ist Facharzt für Innere Medizin/Kardiologie mit den Zusatzbezeichnungen Sozialmedizin, Ärztliches Qualitätsmanagement und Betriebswirt (VWA) mit Schwerpunkt Krankenhauswirtschaft. Seit 01/2004 arbeitet er im Auftrag der Spitzenverbände der Krankenkassen auf Bundesebene an der Entwicklung und Weiterentwicklung der Deutschen Kodierrichtlinien mit sowie seit 10/2009 im Auftrag des GKV-Spitzenverbands an der Erstellung und Weiterentwicklung der Deutschen Kodierrichtlinien für die Psychiatrie/Psychosomatik (DKR-Psych).

Mediengruppe Oberfranken – Fachverlage GmbH & Co. KG
E.-C.-Baumann-Str. 5, 95326 Kulmbach
www.ku-gesundheitsmanagement.de

KU-Sonderheft: **Deutsche Kodierrichtlinien für die Psychiatrie/Psychosomatik (DKR-Psych)**
Allgemeine Kodierrichtlinien für die Verschlüsselung von Krankheiten und Prozeduren.
Version 2020
Originaltext mit Kommentierung durch den MDK Baden-Württemberg

Stand: 14.10.2019
Eventuelle inhaltliche Änderungen der InEK nach Druck sind nicht berücksichtigt.

© 2011-2019 Copyright für die Deutschen Kodierrichtlinien: Institut für das Entgeltsystem im Krankenhaus (InEK GmbH) im Auftrag der Selbstverwaltung nach § 17d KHG

Die Vervielfältigung und Verbreitung, auch auszugsweise, ist nur mit Quellenangabe und in unveränderter Form gestattet. Alle übrigen Rechte bleiben vorbehalten

Titelfoto: LIGHTFIELD STUDIOS – stock.adobe.com
Druck Appel & Klinger Druck und Medien GmbH, Schneckenlohe

ISBN 978-3-96474-222-3

EINLEITUNG
zu den DKR-Psych, Version 2020

Im Rahmen des Krankenhausfinanzierungsreformgesetzes (KHRG) vom 25. März 2009 wurde die Einführung eines durchgängig leistungsorientierten und pauschalierenden Entgeltsystems auf der Grundlage von tagesbezogenen Entgelten für die Vergütung von Krankenhausleistungen der Psychiatrie und Psychosomatik ab dem 01.01.2013 im § 17d des Krankenhausfinanzierungsgesetzes (KHG) geregelt. Am 17.11.2009 haben die Deutsche Krankenhausgesellschaft (DKG), der GKV-Spitzenverband (GKV) und der Verband der privaten Krankenversicherung (PKV) – als zuständige Vertragspartner für die Einführung und Pflege des neuen Entgeltsystems – die Grundstrukturen des pauschalierenden Entgeltsystems für psychiatrische und psychosomatische Einrichtungen vereinbart.

Da die Entwicklung des neuen Entgeltsystems neben anderen Kriterien auch die Diagnosen- und Prozedurenklassifikation berücksichtigen wird, müssen diese in der Lage sein, relevante Informationen zum Krankheits- und Leistungsspektrum in psychiatrischen und psychosomatischen Einrichtungen beizutragen. Das Deutsche Institut für Medizinische Dokumentation und Information (DIMDI) überarbeitet im Auftrag des Bundesministeriums für Gesundheit (BMG) jährlich die amtlichen Klassifikationen. Mit Wirkung zum 1. Januar 2020 werden die neue Diagnosenklassifikation (ICD-10-GM 2020) und der neue Prozedurenschlüssel (OPS Version 2020) bekannt gegeben.

Um die gesetzlich vorgegebene leistungsgerechte Vergütung der psychiatrischen und psychosomatischen Einrichtungen zu ermöglichen, ist es nötig, dass vergleichbare Leistungen auch demselben Entgelt zugeordnet werden können. Dieser Forderung kann unter anderem dadurch besser Rechnung getragen werden, wenn Diagnosen- und Prozedurenklassifikationen in einheitlicher Weise angewendet werden. Kodierrichtlinien regeln und unterstützen diesen Prozess, um möglichst auch in schwierigen Fällen eine eindeutige Verschlüsselung zu ermöglichen.

Die Deutsche Krankenhausgesellschaft, der GKV-Spitzenverband und der Verband der privaten Krankenversicherung haben daher für das Jahr 2010 frühzeitig und in Anlehnung an die im Geltungsbereich nach § 17b KHG bereits bestehenden Deutschen Kodierrichtlinien (DKR) eine erste Version Deutscher Kodierrichtlinien für die Psychiatrie und Psychosomatik (DKR-Psych) und damit für den Geltungsbereich nach § 17d KHG erstellt. Für das Jahr 2020 haben sich keine inhaltlichen Klarstellungen in den bestehenden Kodierrichtlinien ergeben. Die Deutschen Kodierrichtlinien für die Psychiatrie/Psychosomatik Version 2020 beziehen sich auf die Anwendung der ICD-10-GM 2020 und den OPS Version 2020.

Es werden zur besseren Übersichtlichkeit die erfolgten Änderungen am Rand durch Markierungen (senkrechte Balken) gekennzeichnet. Für die DKR-Psych Version 2020 wurde keine Kodierrichtlinie inhaltlich geändert.

Die Kodierrichtlinien für die Psychiatrie und Psychosomatik gliedern sich in folgende Teile:

- Allgemeine Kodierrichtlinien
    - Allgemeine Kodierrichtlinien für Krankheiten
    - Allgemeine Kodierrichtlinien für Prozeduren.

In den allgemeinen Kodierrichtlinien für Krankheiten und Prozeduren werden Begriffe wie Haupt- und Nebendiagnose definiert und Hinweise zur Verschlüsselung von Prozeduren gegeben. Für den Fall, dass zwischen den Hinweisen zur Benutzung der ICD-10-GM bzw. des OPS und den Kodierrichtlinien Widersprüche bestehen, haben die Kodierrichtlinien Vorrang.

Die Kodierrichtlinien für die Psychiatrie und Psychosomatik sind ein Regelwerk, das der pauschalierten Vergütung auf der Grundlage tagesbezogener Entgelte von Krankenhausleistungen der Psychiatrie und Psychosomatik nach § 17d KHG dient. Weiterhin tragen sie dazu bei, die Kodierqualität in den Krankenhäusern zu verbessern und gleiche Krankenhausfälle identisch zu verschlüsseln. Hierdurch gewinnt das Krankenhaus zusätzlich eine Grundlage für internes Management und Qualitätssicherung.

Die Berücksichtigung von Kodierrichtlinien in psychiatrischen und psychosomatischen Einrichtungen ist nach wie vor als neu anzusehen und bedeutet für die dort tätigen Mitarbeiter eine erhebliche Umstellung. Für die Handhabung der Kodierrichtlinien sind auch künftig entsprechende Schulungen der Anwender in der Auswahl relevanter Informationen aus klinischen Krankenakten sowie in den Grundregeln zur Benutzung der ICD-10-GM und des OPS erforderlich. Darüber hinaus ist das Erlernen der Anwendung der Kodierrichtlinien fortzuführen.

Die Kodierrichtlinien werden regelmäßig überarbeitet, um den medizinischen Fortschritt, Änderungen der klinischen Klassifikationen, Aktualisierungen des Entgeltsystems für die Psychiatrie und Psychosomatik und Kodiererfahrungen aus der klinischen Praxis zu berücksichtigen. Sie sollen Schulungsmaßnahmen sinnvoll unterstützen sowie die psychiatrischen und psychosomatischen Einrichtungen bereits frühzeitig auf die Änderungen im Umgang mit dem neuen Vergütungssystem vorbereiten. Die Vertragspartner sind sich darin einig, dass die Kodierrichtlinien neben der notwendigen Vorbereitung der Krankenhäuser auch der Entwicklung des pauschalierenden Entgeltsystems nach § 17d KHG dienen. Sie stimmen darin überein, dass es sich zunächst um eine Ausgangsbasis zur Unterstützung der Abbildung der Behandlungsfälle im neuen Entgeltsystem handelt, die einer Weiterentwicklung bedarf. Den Krankenhäusern ist daher ausreichend Zeit für Schulungen und das Erlernen im Umgang mit den neuen Kodierrichtlinien einzuräumen. Aus diesem Grunde dürfen die Abrechnungen der Behandlungsfälle sowie die Budgetverhandlungen nach der Maßgabe der derzeit gültigen Bundespflegesatzverordnung (BPflV) durch die Anwendung der Kodierrichtlinien nicht behindert oder verändert werden.

Ausgangsbasis für die Erstellung der Deutschen Kodierrichtlinien für die Psychiatrie und Psychosomatik (DKR-Psych) waren die bereits bestehenden Deutschen Kodierrichtlinien (DKR). Grundprinzip der initialen Überarbeitungen war, die Inhalte der Richtlinien insgesamt möglichst eng an die somatischen Regeln anzulehnen, um zeitnah eine Fassung für Übungs- und Schulungszwecke vorlegen zu können. Bedauerlicherweise ist es bisher nicht für alle Kodierrichtlinien gelungen, geeignete Beispiele für die Psychiatrie/Psychosomatik zu finden. In diesen Fällen wurden die Beispiele für die Somatik belassen, um dennoch die Intention der Kodierrichtlinien besser zum Ausdruck zu bringen. Es ist davon auszugehen, dass mit der Entwicklung des neuen Vergütungssystems für die Psychiatrie und Psychosomatik die Kodierrichtlinien eine zunehmende Anpassung erfahren werden.

Es kann bei Redaktionsschluss nicht ausgeschlossen werden, dass sich im Nachgang noch weitere Änderungen aus der Verabschiedung des Psych-Entgelt-Systems, der ICD-10-GM oder des OPS jeweils in den Versionen 2020 ergeben. Gegebenenfalls nachträglich notwendige Änderungen der DKR-Psych werden gesondert bekannt gegeben.

Die Verantwortung für die Dokumentation und Kodierung von Diagnosen und Prozeduren liegt beim behandelnden Arzt, unabhängig davon, ob er selbst oder eine von ihm beauftragte Person die Verschlüsselung vornimmt. Gemäß den speziellen Benutzerhinweisen der Internationalen Klassifikation psychischer Störungen, ICD-10 Kapitel V (F), Klinisch- diagnostische Leitlinien der Weltgesundheitsorganisation (WHO) sind so viele Diagnosen zu verschlüsseln, wie für die Beschreibung des klinischen Bildes notwendig sind; dies gilt soweit die DKR-Psych nichts anderes vorschreiben.

Danksagung

Die Deutsche Krankenhausgesellschaft, der GKV-Spitzenverband, der Verband der privaten Krankenversicherungen und das Institut für das Entgeltsystem im Krankenhaus (InEK GmbH) danken ganz herzlich Herrn Dr. Albrecht Zaiß, der die Überarbeitung der Deutschen Kodierrichtlinien für die Psychiatrie/Psychosomatik unterstützt hat, sowie den Mitarbeitern des DIMDI für die fachliche Begleitung.

Darüber hinaus danken wir allen Anwendern und Fachgesellschaften, die auch im Rahmen des Verfahrens zur Einbindung des medizinischen, wissenschaftlichen und weiteren Sachverstandes die Weiterentwicklung der Deutschen Kodierrichtlinien für die Psychiatrie/Psychosomatik unterstützt haben.

Berlin, 2019

Vorwort zur Kommentierung 2020

Die Deutschen Kodierrichtlinien für die Psychiatrie/Psychosomatik (DKR-Psych) wurden mit ihrer Version 2020 erneut redaktionell überarbeitet und an die Versionen 2020 von ICD-10-GM und OPS angepasst. Inhaltlich wurden einzelne Klarstellungen durch textliche Änderungen oder Aufnahme beziehungsweise Änderungen von Beispielen vorgenommen.

Wie in den Deutschen Kodierrichtlinien (DKR) gibt es zum Verständnis der DKR-Psych zu einzelnen Themen Interpretationsspielräume mit unterschiedlichen Auslegungen und Diskussionen zwischen den Systembeteiligten. In der vorliegenden Version der Deutschen Kodierrichtlinien für die Psychiatrie/Psychosomatik (DKR-Psych) werden diese kritischen Problembereiche aufgegriffen und durch die Darstellung unserer Sichtweise mit kurzen, prägnanten Erläuterungen kommentiert; es war unser Anliegen, den Leser nicht zusätzlich mit ausführlichen Erläuterungen zu beschäftigen. Die Kommentierung wurde in die Originalausgabe der Deutschen Kodierrichtlinien für die Psychiatrie/Psychosomatik (DKR-Psych) integriert. Der Text der DKR-Psych Version 2020 ist vollständig und in unveränderter Form wiedergegeben; die dazu ergänzten Kommentare sind farbig hervorgehoben. Änderungen in den Kommentaren im Vergleich zum Vorjahr sind wie Änderungen in den DKR-Psych am Rand der gelb markierten Felder durch senkrechte Balken gekennzeichnet.

Die Kommentierung stellt weder eine Einführung in die Thematik noch eine didaktische Aufbereitung der komplexen Materie dar. Sie richtet sich ausdrücklich an erfahrene „Kodierer" und „Kodierprüfer". Übergeordnetes Ziel dieser Arbeit ist es, den Umgang mit den Kodierrichtlinien zu erleichtern und rasche Entscheidungen zu ermöglichen.

Wir greifen dafür auf die Erfahrungen mit sehr vielen Kodierprüfungen in unserem Medizinischen Dienst zurück. Wir bringen dabei auch unsere Erfahrungen aus der Entwicklung und Weiterentwicklung der DKR sowie der DKR-Psych ein, an der wir auf der fachlichen Ebene im Auftrag des GKV-Spitzenverbands zusammen mit dessen Verteterinnen und Vertretern mitarbeiten. Aus dieser engen Zusammenarbeit kennen wir die Auffassungen der Verteterinnen und Vertreter des GKV-Spitzenverbands. Deren Auffassungen konnten daher bei der Kommentierung berücksichtigt werden.

Die Kommentare erheben weder den Anspruch auf Vollständigkeit noch stellen sie rechtsverbindliche Vorgaben dar. Gerne nehmen wir Anregungen in Form konkreter Änderungs- oder Ergänzungswünsche entgegen.

Wir bedanken uns bei allen Kolleginnen und Kollegen aus der MDK-Gemeinschaft, aus den Krankenhäusern und insbesondere bei den Verteterinnen und Vertretern des GKV-Spitzenverbands und den Kolleginnen des Kompetenz-Centrums für Psychiatrie und Psychotherapie der MDK-Gemeinschaft und des GKV-Spitzenverbands (KCPP), die uns durch fachliche Anregungen unterstützen.

Eva-Maria Weber   Peter Dirschedl

INHALTSVERZEICHNIS

Einleitung zu den DKR-Psych, Version 2020 — III

Inhaltsverzeichnis — VII

Abkürzungsverzeichnis — IX

Redaktionelle Hinweise — XI
- *I. Allgemeine Hinweise* — XI
- *II. Schlüsselnummern (Kodes)* — XI
- *III. Fallbeispiele* — XII

Allgemeine Kodierrichtlinien — 1

Allgemeine Kodierrichtlinien für Krankheiten — 3
- *PD001a Allgemeine Kodierrichtlinien* — 3
- *PD002a Hauptdiagnose* — 3
- *PD003c Nebendiagnosen* — 9
- *PD004a Syndrome* — 13
- *PD005a Folgezustände und geplante Folgeeingriffe* — 13
- *PD007a Aufnahme zur Prozedur, nicht durchgeführt* — 14
- *PD008a Verdachtsdiagnosen* — 14
- *PD009a „Sonstige" und „nicht näher bezeichnete" Schlüsselnummern* — 16
- *PD010a Kombinations-Schlüsselnummern* — 17
- *PD012a Mehrfachkodierung* — 17
- *PD014a Im Alphabetischen Verzeichnis verwendete formale Vereinbarungen* — 19
- *PD015e Erkrankungen bzw. Störungen nach medizinischen Maßnahmen* — 19
- **PD016e Psychische und Verhaltensstörungen durch multiplen Substanzgebrauch und Konsum anderer psychotroper Substanzen** — 21

Allgemeine Kodierrichtlinien für Prozeduren — 23
- *PP001a Allgemeine Kodierrichtlinien für Prozeduren* — 23
- *PP004a Nicht vollendete oder unterbrochene Prozedur* — 24
- *PP005g Multiple/Bilaterale Prozeduren* — 25
- *PP007a Endoskopie multipler Gebiete (Panendoskopie)* — 29
- *PP009a Anästhesie* — 29
- *PP012e Prozeduren, unterschieden auf der Basis von Größe, Zeit oder Anzahl* — 30
- *PP014f Prozeduren, die normalerweise nicht verschlüsselt werden* — 30
- *PP016a Verbringung* — 32

Anhang A   33
Grundregeln zur Verschlüsselung (WHO)   33

Schlagwortverzeichnis   35

Schlüsselnummerverzeichnis   37
ICD-Kode-Index   37
OPS-Kode-Index   38

ABKÜRZUNGSVERZEICHNIS

Abkürzung	Bezeichnung
ADHS	Aufmerksamkeitsdefizit-Hyperaktivitätsstörung
BPflV	Bundespflegesatzverordnung
BMG	Bundesministerium für Gesundheit
bzw.	beziehungsweise
CT	Computertomographie
CTG	Kardiotokographie
d.h.	das heißt
DIMDI	Deutsches Institut für Medizinische Dokumentation und Information
DKG	Deutsche Krankenhausgesellschaft
DKR	Deutsche Kodierrichtlinie
DKR-Psych	Deutsche Kodierrichtlinien für die Psychiatrie und Psychosomatik
DRG	Diagnosis Related Group
EDV	Elektronische Datenverarbeitung
EKG	Elektrokardiogramm
ERCP	Endoskopische retrograde Cholangiopankreaticographie
etc.	et cetera
Exkl.	Exklusiva
ggf.	gegebenenfalls
GKV	Gesetzliche Krankenversicherung
ICD	Internationale Klassifikation der Krankheiten
ICD-10-GM	Internationale Statistische Klassifikation der Krankheiten und verwandter Gesundheitsprobleme, 10. Revision, German Modification
InEK	Institut für das Entgeltsystem im Krankenhaus GmbH
Inkl.	Inklusiva
inkl.	inklusive
KHEntgG	Krankenhausentgeltgesetz
KHG	Krankenhausfinanzierungsgesetz
KHRG	Krankenhausfinanzierungsreformgesetz
OPS	Operationen- und Prozedurenschlüssel
PEPPV	Vereinbarung über die pauschalierenden Entgelte für die Psychiatrie und Psychosomatik
PKV	Verband der privaten Krankenversicherung
Psych-PV	Psychiatrie-Personalverordnung
s.a.	siehe auch
SGB V	Sozialgesetzbuch V
TE	Therapieeinheit
usw.	und so weiter
WHO	Weltgesundheitsorganisation (World Health Organisation)
z.B.	zum Beispiel
Z.n.	Zustand nach

REDAKTIONELLE HINWEISE

I. Allgemeine Hinweise

Die Deutschen Kodierrichtlinien für die Psychiatrie und Psychosomatik (DKR-Psych) sind nach folgenden Regeln gekennzeichnet:

1. Alle Kodierrichtlinien haben eine feste 5-stellige Kennzeichnung, z.B. PD001, gefolgt von einem kleinen Buchstaben zur Kennzeichnung der jeweiligen Version. Alle Kodierrichtlinien der Version 2010 haben das Kennzeichen „a". Kodierrichtlinien mit inhaltlichen Änderungen sind in der Version 2011 mit „b" gekennzeichnet. In den Versionen 2012, 2017, 2018 und 2020 wurde keine Kodierrichtlinie inhaltlich geändert. Die 5-stellige Grundnummer ändert sich nicht. Bei Verweisen auf einzelne Kodierrichtlinien im Text wird auf die Kennzeichnung der Version mit Kleinbuchstaben verzichtet.

2. Die Allgemeinen Kodierrichtlinien für Krankheiten beginnen mit „PD" gefolgt von einer 3-stelligen Zahl.

3. Die Allgemeinen Kodierrichtlinien für Prozeduren beginnen mit „PP" gefolgt von einer 3-stelligen Zahl.

In vielen Kodierrichtlinien werden Beispiele und/oder Listen mit ICD-10-GM- bzw. OPS-Kodes aufgeführt. Diese Beispiele bzw. Listen stellen jedoch keine abschließende Aufzählung bzw. Ausdifferenzierung aller zutreffenden Kodes dar. Um die genauen Kodes zu finden, sind in den jeweiligen Klassifikationen die Querverweise mit Inklusiva, Exklusiva sowie die Hinweise zu beachten.

II. Schlüsselnummern (Kodes)

In den Deutschen Kodierrichtlinien wird auf Schlüsselnummern (Kodes) aus der ICD-10-GM und dem OPS verwiesen. Diese Kodes sind **in unterschiedlicher Schreibweise** aufgeführt.

Die Kodierrichtlinien enthalten sowohl Kodieranweisungen, die sich auf einzelne (terminale) Schlüsselnummern beziehen, als auch auf hierarchisch übergeordnete Schlüsselnummern.

Zum Teil wird in den Kodierrichtlinien ausdrücklich darauf hingewiesen, dass eine Kategorie Subkategorien/-klassen besitzt, wobei diese näher beschrieben werden. An anderen Stellen wird durch Formulierungen wie „„…ist mit einem Kode aus/einem Kode der Kategorie… zu verschlüsseln" auf die Existenz von Subkategorien hingewiesen. In diesen Fällen gelten die betreffenden Kodieranweisungen für alle terminalen Kodes, die unter der angegebenen Kategorie klassifiziert sind.

Zur medizinischen Dokumentation ist immer der Kode für die spezifische Erkrankung bzw. Prozedur in der höchsten Differenziertheit (bis zur letzten Stelle des Kodes) zu verschlüsseln.

Die folgenden Tabellen präsentieren typische Beispielkodes.

Darstellung der Kodes in den Deutschen Kodierrichtlinien für die Psychiatrie und Psychosomatik

1. ICD-10-GM

Beispielkode	Text (*kursiv*)	Die Kodierregel bezieht sich auf:
F40–F48	*Neurotische, Belastungs- und somatoforme Störungen*	die Gruppe mit allen Subkategorien.
F40.–	*Phobische Störungen*	den Dreisteller mit allen darunter klassifizierten Kodes.
F40.0-	*Phobische Störungen, Agoraphobie*	den Viersteller mit allen darunter klassifizierten Kodes.
F40.01	*Phobische Störungen, Agoraphobie, mit Panikstörung*	genau diesen Kode (Fünfsteller, endständiger Kode).

2. OPS

Beispielkode	Text (*kursiv*)	Die Kodierregel bezieht sich auf:
1-61…1-69	*Diagnostische Endoskopie*	die Gruppe mit allen Subkategorien.
1-63	*Diagnostische Endoskopie des oberen Verdauungstraktes*	den Dreisteller mit allen darunter klassifizierten Kodes.
1-636	*Diagnostische Intestinoskopie (Endoskopie des tiefen Jejunums und Ileums)*	den Viersteller mit allen darunter klassifizierten Kodes.
1-636.0	*Diagnostische Intestinoskopie (Endoskopie des tiefen Jejunums und Ileums), Einfach (durch Push-Technik)*	genau diesen Kode (Fünfsteller, endständiger Kode).
1-636.1, .x	*Diagnostische Intestinoskopie (Endoskopie des tiefen Jejunums und Ileums)*	zwei bestimmte unter dem Viersteller (hier 1-636) klassifizierte Fünfsteller.

III. Fallbeispiele

Die Deutschen Kodierrichtlinien enthalten Kodieranweisungen und passende Fallbeispiele, die zu ihrer Veranschaulichung dienen. In den Beispielen folgen der Beschreibung eines klinischen Falles die zu verwendenden Schlüsselnummern und die dazu gehörigen, kursiv gedruckten Texte der entsprechenden Klassifikation (ICD-10-GM bzw. OPS).

Während die ICD-Texte in der Regel originalgetreu aus der Klassifikation übernommen wurden, wurden die Texte für die OPS-Kodes teilweise geglättet, um redundante Informationen zu vermeiden und um dadurch sehr lange und unübersichtliche Texte zu kürzen. Sinngemäß enthalten diese jedoch in jedem Falle die volle Information des jeweiligen OPS-Kodes.

Viele Beispiele bilden die vollständige Kodierung eines stationären Falles mit sämtlichen anzugebenden Diagnosen- und Prozedurenkodes ab.

In anderen Fällen sind nur die Kodes aufgeführt, die im Zusammenhang mit der jeweiligen Kodierrichtlinie stehen; so können z.B. die Diagnosekodes in Beispielen fehlen, die die Kodierung bestimmter Prozeduren veranschaulichen, oder die Prozeduren fehlen in Beispielen, die die Zuweisung von Diagnosekodes demonstrieren.

In den Beispielen, in denen ICD-Kodes für „nicht näher bezeichnete" Diagnosen verwendet wurden, sind die im Beispieltext angegebenen Diagnosen nach den Regeln der ICD-10-GM korrekt verschlüsselt.

Mit einem Ausrufezeichen gekennzeichnete sekundäre Schlüsselnummern sind zum Teil optional, in anderen Fällen obligatorisch anzugeben.

Die Kodierrichtlinien regeln ausschließlich die Übertragung von Diagnosen und Prozeduren in die dafür vorgesehenen Kodes. EDV-technische Details werden hier nicht geregelt.

ALLGEMEINE KODIERRICHTLINIEN

ALLGEMEINE KODIERRICHTLINIEN FÜR KRANKHEITEN

> Diese Kodierrichtlinien beziehen sich auf:
> **ICD-10-GM Systematisches Verzeichnis Version 2020** und
> **ICD-10-GM Alphabetisches Verzeichnis Version 2020**

Die DKR-Psych beziehen sich aus Gründen der Übersichtlichkeit zumeist auf einen durchgängigen stationären Aufenthalt. Gleichwohl muss ein stationärer Aufenthalt nicht zwingend einem Abrechnungsfall gemäß Abrechnungsbestimmungen entsprechen. Bei einer Zusammenführung mehrerer Krankenhausaufenthalte zu einem Abrechnungsfall nach den geltenden Abrechnungsbestimmungen, sind sämtliche Symptome/Diagnosen und Prozeduren auf den gesamten Abrechnungsfall zu beziehen. Das hat gegebenenfalls zur Folge, dass mehrere Prozeduren unter Addition der jeweiligen Mengenangaben zu einer Prozedur zusammenzuführen sind.

Bei einer Zusammenführung mehrerer Krankenhausaufenthalte zu einem Abrechnungsfall gemäß § 2 der Vereinbarung über die pauschalierenden Entgelte für die Psychiatrie und Psychosomatik (PEPPV) gilt hinsichtlich der Festlegung der Hauptdiagnose § 2 Absatz 3 der Vereinbarung (Näheres siehe dort).

PD001a Allgemeine Kodierrichtlinien

Die Auflistung der Diagnosen bzw. Prozeduren liegt in der Verantwortung des behandelnden Arztes. Obwohl Untersuchungsbefunde entscheidende Punkte im Kodierungsprozess sind, gibt es einige Krankheiten bzw. Störungen, die nicht immer durch Untersuchungsbefunde bestätigt werden. Zum Beispiel wird Morbus Crohn nicht immer durch eine Biopsie bestätigt oder kann sich eine psychische Störung in ihrer Ausprägung erst im weiteren Verlauf eindeutig darstellen.

Der behandelnde Arzt ist verantwortlich für

- die Bestätigung von Diagnosen, die verzeichnet sind, bei denen sich aber kein unterstützender Nachweis in der Krankenakte findet,

und

- die Klärung von Diskrepanzen zwischen Untersuchungsbefunden und klinischer Dokumentation.

Die Bedeutung einer konsistenten, vollständigen Dokumentation in der Krankenakte kann nicht häufig genug betont werden. Ohne diese Art der Dokumentation ist die Anwendung aller Kodierrichtlinien eine schwierige, wenn nicht unmögliche Aufgabe.

PD002a Hauptdiagnose

Die Hauptdiagnose wird definiert als:

„Die Diagnose, die nach Analyse als diejenige festgestellt wurde, die hauptsächlich für die Veranlassung des stationären Krankenhausaufenthaltes des Patienten verantwortlich ist."

Der Begriff „nach Analyse" bezeichnet die Evaluation der Befunde am Ende des stationären Aufenthaltes, um diejenige Krankheit bzw. Störung festzustellen, die hauptsächlich verantwortlich für die Veranlassung des stationären Krankenhausaufenthaltes war. Die dabei evaluierten Befunde können Informationen enthalten, die aus der medizinischen, sozialen und

Allgemeine Kodierrichtlinien für Krankheiten

PD002

pflegerischen Anamnese, einer psychiatrischen/körperlichen Untersuchung, Konsultationen von Spezialisten, diagnostischen Tests oder Prozeduren, chirurgischen Eingriffen und pathologischen oder radiologischen Untersuchungen gewonnen wurden. Für die Abrechnung relevante Befunde, die nach der Entlassung eingehen, sind für die Kodierung heranzuziehen.

Die nach Analyse festgestellte Hauptdiagnose muss nicht der Aufnahmediagnose oder Einweisungsdiagnose entsprechen.

Anmerkung 1: Es ist nicht auszuschließen, dass diese Definition der Hauptdiagnose unter Umständen im pauschalierenden Vergütungssystem auf der Grundlage von tagesbezogenen Entgelten keine adäquate Abbildung der Krankenhausleistung erlaubt. Im Rahmen der Entwicklung und Pflege des Entgeltsystems wird dieser Sachverhalt verfolgt und auf ggf. notwendige Maßnahmen geprüft.

Kommentar 1:

Dass für die Abrechnung relevante Befunde, die nach der Entlassung eingehen, für die Kodierung heranzuziehen sind, ist eine Regelung von grundsätzlicher Bedeutung. Es ist dabei offensichtlich, dass diese Regelung auch für die Nebendiagnosen gelten muss, obwohl sie aus Gründen der Redundanz dort nicht explizit wiederholt wird.

Diese offensichtliche Schlussfolgerung traf bis einschließlich 2012 auch auf die Regelungen zur spezifischen Kodierung und zur Hierarchisierung der Kodes bei Verschlüsselung von Krankheiten bzw. Störungen nach medizinischen Maßnahmen in Psych-DKR PD002 *Hauptdiagnose* zu. Um es für diese Konstellation besonders hervorzuheben, wird ab dem Jahr 2013 in dem aus PD002 gestrichenen Absatz und der dafür neu eingefügten Psych-DKR PD015 *Erkrankungen bzw. Störungen nach medizinischen Maßnahmen* explizit darauf hingewiesen, dass die Regelungen zur Verschlüsselung als Hauptdiagnose für die Kodierung als Nebendiagnose entsprechend gelten.

Kommentar 2:

Die Regelung zur Berücksichtigung für die Abrechnung relevanter Befunde, die nach der Entlassung eingehen, führt gelegentlich zu der Frage, wie lange nach der Entlassung eingehende Befunde zu berücksichtigen sind (z.B. wenn in einem erneuten stationären Aufenthalt nach fünf Monaten aufgrund neuer Befunde eine früher gestellte Diagnose revidiert werden muss). Die Regelung bezieht sich nur auf Untersuchungen, die auch während des entsprechenden Aufenthaltes durchgeführt wurden bzw. die in unmittelbarem Zusammenhang mit der stationären Behandlung des entsprechenden Aufenthaltes stehen, und deren Ergebnis lediglich zum Zeitpunkt der Entlassung noch nicht vorlag (z.B. spezielle Laboruntersuchungen).

Allgemeine Kodierrichtlinien für Krankheiten

PD002

Beispiel 1

Ein Patient stellt sich in der Notaufnahme mit seit mehreren Wochen bestehender gedrückter Stimmung vor. In der Untersuchungssituation berichtet er zudem über eine Verminderung von Antrieb und Aktivität, Konzentrationsstörungen, ausgeprägte Müdigkeit bei gleichzeitig bestehender Ein- und Durchschlafstörung sowie einen deutlichen Appetitverlust. Es bestehen ausgeprägte Gedanken über die Wertlosigkeit der eigenen Person. Eine Distanzierung von suizidalen Gedanken ist dem Patienten nicht möglich.

Bei einer schweren depressiven Episode wurde der Patient stationär aufgenommen. Im Behandlungsverlauf berichtet der Patient über einen schädlichen Gebrauch von Alkohol. Zudem wurde ein Diabetes mellitus diagnostiziert.

Während des stationären Aufenthaltes wurden bis zur Entlassung folgende Diagnosen gestellt:

- Schwere depressive Episode
- Schädlicher Gebrauch von Alkohol
- Diabetes mellitus

Entscheidend für die Auswahl der Hauptdiagnose ist die Veranlassung des stationären Aufenthaltes. Somit ist die schwere depressive Episode die Hauptdiagnose, weil diese den stationären Aufenthalt hauptsächlich veranlasste.

Bei der Festlegung der Hauptdiagnose haben die vorliegenden Kodierrichtlinien Vorrang vor allen anderen Richtlinien. Die Hinweise zur Verschlüsselung mit den ICD-10-Verzeichnissen müssen beachtet werden (s.a. DKR-Psych PD014 *Im Alphabetischen Verzeichnis verwendete formale Vereinbarungen* (Seite 15)).

Zuweisung der zugrunde liegenden Krankheit bzw. Störung als Hauptdiagnose

Wenn sich ein Patient mit einem Symptom vorstellt und die zugrunde liegende Krankheit bzw. Störung zum Zeitpunkt der Aufnahme bekannt ist und behandelt wird bzw. während des Krankenhausaufenthaltes diagnostiziert wird, so ist die zugrunde liegende Krankheit bzw. Störung als Hauptdiagnose zu kodieren. Zur Kodierung von Symptomen als Nebendiagnose siehe DKR-Psych PD003 *Nebendiagnosen* (Seite 7).

Beispiel 2

Ein Patient wird im Rahmen einer zunehmenden produktiven Symptomatik bei bekannter paranoider Schizophrenie gerichtlich untergebracht.

Hauptdiagnose: Paranoide Schizophrenie
Nebendiagnose(n):   keine

Allgemeine Kodierrichtlinien für Krankheiten

PD002

Beispiel 3

Ein Patient wird wegen zunehmender Persönlichkeitsveränderungen (Distanzlosigkeit, Wutausbrüche, Vergesslichkeit, Konzentrationsstörungen, Stimmungsschwankungen) und Kopfschmerzen stationär aufgenommen. Der neurologische Befund und die weiterführende apparative Diagnostik ergibt die Diagnose eines Hirntumors. Es wird eine organische Persönlichkeitsstörung bei Hirntumor diagnostiziert. Der Patient wird drei Tage nach stationärer Aufnahme zur Operation des Hirntumors in die Neurochirurgie verlegt. Eine umfassende psychologisch-psychiatrische Persönlichkeitsdiagnostik wurde nicht durchgeführt.

Hauptdiagnose:	Hirntumor
Nebendiagnose(n):	Organische Persönlichkeitsstörung

Beispiel 4

Ein Patient wird mit einer akuten Alkoholintoxikation aufgenommen. Nach Detoxikation stellt sich heraus, dass der Alkoholmissbrauch aufgrund exazerbierter Wahnvorstellungen bei bekannter paranoider Schizophrenie ausgelöst wurde, die behandelt wird.

Hauptdiagnose:	Paranoide Schizophrenie
Nebendiagnose(n):	Akute Alkoholintoxikation
	Alkoholmissbrauch

Beispiel 5

Ein Patient stellt sich mit akuten, wiederkehrenden Beschwerden wie plötzlich auftretendem Herzklopfen, Brustschmerz, Erstickungsgefühlen und Schwindel in der Rettungsstelle vor. Unter der Diagnose Panikstörung erfolgt eine kombinierte psychotherapeutische und medikamentöse Behandlung.

Hauptdiagnose:	Panikstörung
Nebendiagnose(n):	keine

Kommentar:

Für den Begriff Symptom existiert keine einheitliche und verbindliche Definition. Neben den sogenannten R-Diagnosen (z.B. R44.0 *Akustische Halluzinationen*) in Kapitel XVIII der ICD-10-GM finden sich Symptome auch in den anderen ICD-Kapiteln für Krankheiten (z.B. F51.5 *Albträume [Angstträume]*). Bei den in den Kodierrichtlinien PD002 *Hauptdiagnose* und PD003 *Nebendiagnosen* besprochenen Symptomen handelt es sich daher nicht nur um R-Diagnosen, sondern um Beschwerden bzw. fassbare Krankheitszeichen (griechisch symptoma = Begleiterscheinung, Definition Pschyrembel) bei einer zugrunde liegenden Erkrankung.

Zur Abgrenzung der R-Diagnosen zu Symptomen in anderen Kapiteln der ICD-Klassifikation finden sich nachvollziehbare und selbsterklärende Erläuterungen in den Anmerkungen zu Beginn von Kapitel XVIII der ICD-10-GM (siehe auch nächster Absatz).

Schlüsselnummern für Symptome, Befunde und ungenau bezeichnete Zustände

Schlüsselnummern für Symptome, Befunde und ungenau bezeichnete Zustände aus Kapitel XVIII *Symptome und abnorme klinische und Laborbefunde, die anderenorts nicht klassifiziert sind*, sind nicht als Hauptdiagnose zu verwenden, sobald eine die Symptomatik, etc. erklärende definitive Diagnose ermittelt wurde.

Die Anmerkungen zu Beginn von Kapitel XVIII in der ICD-10-GM helfen bei der Bestimmung, wann Schlüsselnummern aus den Kategorien R00–R99 dennoch angegeben werden.

Zwei oder mehr Diagnosen, die gleichermaßen der Definition der Hauptdiagnose entsprechen

Wenn zwei oder mehrere Diagnosen in Bezug zu Aufnahme, Untersuchungsbefunden und/oder der durchgeführten Therapie gleichermaßen die Kriterien für die Hauptdiagnose erfüllen und ICD-10-Verzeichnisse und Kodierrichtlinien keine Verschlüsselungsanweisungen geben, muss vom behandelnden Arzt entschieden werden, welche Diagnose am besten der Hauptdiagnose-Definition entspricht. Nur in diesem Fall ist vom behandelnden Arzt diejenige auszuwählen, die für Untersuchung und/oder Behandlung die meisten Ressourcen verbraucht hat. Hierbei ist es unerheblich, ob die Krankheiten bzw. Störungen verwandt sind oder nicht.

Schlüsselnummern aus Z03.0 bis Z03.9
Ärztliche Beobachtung und Beurteilung von Verdachtsfällen, Verdacht ausgeschlossen

Schlüsselnummern aus Z03.0 bis Z03.9 (z.B. Z03.2 *Beobachtung bei Verdacht auf psychische Krankheiten oder Verhaltensstörungen*) werden **ausschließlich dann** als **Hauptdiagnose** für die Abklärung des Gesundheitszustandes des Patienten zugeordnet, wenn es Hinweise auf die Existenz eines abnormen Zustandes, auf die Folge eines Unfalls oder eines anderen Ereignisses mit typischerweise nachfolgenden Gesundheitsproblemen gibt und sich der Krankheitsverdacht **nicht** bestätigt und eine Behandlung derzeit **nicht** erforderlich ist.

> **Beispiel 6**
> Ein Patient wird in einer Krisensituation nach einem Autounfall fremdanamnestisch als psychisch auffällig beschrieben. Er sei verwirrt und berichte zusammenhangslos. In der Akutsituation ist eine genaue Klärung der Umstände nicht möglich. Der Patient stimmt einer stationären Aufnahme zur Beobachtung und weiteren Abklärung zu. Im Verlauf zeigt sich kein Anhalt für eine akute Belastungsreaktion oder eine andere psychische Krankheit oder Verhaltensstörung.
>
> Hauptdiagnose: Z03.2   *Beobachtung bei Verdacht auf psychische Krankheiten oder Verhaltensstörungen*
> Nebendiagnose(n):   keine

Können für die Hauptdiagnose spezifischere Schlüsselnummern angegeben werden, haben diese Vorrang vor einer Schlüsselnummer aus der Kategorie Z03.- *Ärztliche Beobachtung und Beurteilung von Verdachtsfällen, Verdacht ausgeschlossen*. Wenn ein Symptom, das mit der Verdachtsdiagnose im Zusammenhang steht, vorliegt, wird die Symptom-Schlüsselnummer als Hauptdiagnose zugewiesen, nicht ein Kode aus der Kategorie Z03.- *Ärztliche Beobachtung und Beurteilung von Verdachtsfällen, Verdacht ausgeschlossen* (s.a. DKR-Psych PD008 *Verdachtsdiagnosen* (Seite 11)).

Allgemeine Kodierrichtlinien für Krankheiten

PD002

Wenn zwei oder mehrere Befunde/Symptome bei der Beobachtung des Verdachtsfalles für die Hauptdiagnose in Frage kommen, so ist vom behandelnden Arzt diejenige auszuwählen, die die meisten Ressourcen verbraucht hat.

> **Kommentar:**
>
> In dieser Kodierrichtlinie wird klargestellt, dass die sogenannten Beobachtungskodes Z03.0 – Z03.9 ausschließlich nur dann Hauptdiagnose sein dürfen, wenn keine Symptome oder andere Krankheitserscheinungen vorliegen, die im Zusammenhang mit der Verdachtsdiagnose stehen. Zur Verdeutlichung wurde ein Beispiel aufgenommen.
>
> In anderen Fällen kann die Zuordnung schwieriger werden, z.B. bei einem Kleinkind, das nach einem unbeobachteten Sturz wegen Verdachts auf Commotio zur Überwachung stationär aufgenommen wird. Eine eindeutige Anamneseerhebung im Hinblick auf eine Bewusstlosigkeit ist nicht möglich. Einziges Symptom ist lokaler Kopfschmerz im Bereich einer Beule. Typische Symptome einer Commotio bestehen nicht, der Verlauf ist unauffällig („Ausschluss Commotio"). Da die Verdachtsdiagnose ausgeschlossen wurde, ist das Symptom Kopfschmerz (R51) als Hauptdiagnose zu verschlüsseln.
>
> Erfolgte die stationäre Aufnahme nur aufgrund anamnestischer Angaben und ohne Symptome, ist Z03.8 *Beobachtung bei sonstigen Verdachtsfällen* als Hauptdiagnose zu verschlüsseln.
>
> Der bei dieser Fallkonstellation gelegentlich verwendete Kode Z03.3 *Beobachtung bei Verdacht auf neurologische Krankheit* ist in diesem Fall nicht zutreffend, da es sich in der ICD-Systematik bei einer Commotio cerebri nicht um eine neurologische Krankheit, sondern um eine Verletzung handelt. Commotio cerebri ist Kapitel XIX (Verletzungen, Vergiftungen und bestimmte andere Folgen äußerer Ursachen) zugeordnet und findet sich dort unter S06.- *Intrakranielle Verletzung*, nicht in Kapitel VI (Krankheiten des Nervensystems).
>
> Siehe auch Kommentar zu DKR PD008 *Verdachtsdiagnosen*.

Interne Verlegungen zwischen Abteilungen nach BPflV und KHEntgG

Bei Krankenhaus-internen Verlegungen von Patienten zwischen Abteilungen, die nach Bundespflegesatzverordnung (BPflV) abrechnen (z.B. Psychiatrie), und Abteilungen, die nach Krankenhausentgeltgesetz (KHEntgG) abrechnen (z.B. Chirurgie, Innere Medizin), ist folgende Regel zu beachten:

- Jede Abteilung dokumentiert und kodiert nach den für sie gültigen Regeln.

Beispiel 7

Ein Patient wird wegen einer Schizophrenie in die Psychiatrie aufgenommen. Während des stationären Verlaufs entwickelt der Patient ein akutes Abdomen. Nach Verlegung in die Chirurgie findet sich dort als Ursache für die Symptomatik eine akute Cholezystitis. Die Schizophrenie wird weiterbehandelt.

Psychiatrie (BPflV)
Hauptdiagnose: Schizophrenie
Nebendiagnose(n): Akutes Abdomen

Chirurgie (KHEntgG)
Hauptdiagnose: Akute Cholezystitis
Nebendiagnose(n): Schizophrenie

PD003c Nebendiagnosen

Die Nebendiagnose ist definiert als:

„**Eine Krankheit bzw. Störung oder Beschwerde, die entweder gleichzeitig mit der Hauptdiagnose besteht oder sich während des Krankenhausaufenthaltes entwickelt.**"

Für Kodierungszwecke müssen Nebendiagnosen als Krankheiten bzw. Störungen interpretiert werden, die das Patientenmanagement in der Weise beeinflussen, dass irgendeiner der folgenden Faktoren erforderlich ist:

- therapeutische Maßnahmen
- diagnostische Maßnahmen
- erhöhter Betreuungs-, Pflege- und/oder Überwachungsaufwand

Bei Patienten, bei denen einer dieser erbrachten Faktoren auf mehrere Diagnosen (entweder Hauptdiagnose und Nebendiagnose(n) oder mehrere Nebendiagnosen) ausgerichtet ist, können alle betroffenen Diagnosen kodiert werden. Somit ist es unerheblich, ob die therapeutische(n)/diagnostische(n) Maßnahme(n) bzw. der erhöhte Betreuungs-, Pflege- und/oder Überwachungsaufwand auch in Bezug auf die Hauptdiagnose geboten waren.

> **Kommentar:**
> Mit zunehmender Anwendung des neuen Entgeltsystems für die Psychiatrie und Psychosomatik (PEPP) mehren sich auch die Behandlungsfälle, bei denen Nebendiagnosen aus der somatischen Medizin vergütungsrelevant werden. Insbesondere bei älteren Patienten handelt es sich dabei nicht selten um Erkrankungen, für die in den Deutschen Kodierrichtlinien (DKR) spezielle Regelungen existieren (z.B. Diabetes mellitus, Krankheiten des Kreislaufsystems). Auch wenn die Deutschen Kodierrichtlinien für die Psychiatrie/Psychosomatik (DKR-Psych) hierzu bisher keine Aussagen machen, erscheint es im Hinblick auf die Notwendigkeit einer einheitlichen Kodierung sehr sinnvoll, sich in Zweifelsfällen bei der Kodierung von Nebendiagnosen aus der somatischen Medizin an den DKR zu orientieren.

Beispiel 1

Ein Patient erhält wegen der Nebendiagnosen Alkohol- und Medikamentenabhängigkeit eine Motivationsbehandlung.

Nebendiagnose(n):   Alkoholabhängigkeit
                    Medikamentenabhängigkeit

Beispiel 2

Ein Patient wird für die Nebendiagnosen koronare Herzkrankheit, arterieller Hypertonus und Herzinsuffizienz mit einem Betablocker behandelt.

Nebendiagnose(n):   Koronare Herzkrankheit
                    Arterieller Hypertonus
                    Herzinsuffizienz

Allgemeine Kodierrichtlinien für Krankheiten

PD003

> **Kommentar:**
> Die Beispiele 1 und 2 mit dem vorangehenden Text stellen klar, dass in Fällen, in denen die Durchführung einer Maßnahme mehreren Krankheiten zugeordnet werden kann, auch die Kodierung mehrerer Diagnosen möglich ist. In den Beispielen wird dargestellt, dass auch dann mehrere Nebendiagnosen kodiert werden können, wenn nur einer der aufgelisteten Faktoren für diese Nebendiagnosen erbracht wird und das Patientenmanagement beeinflusst (im Beispiel ein Medikament für verschiedene Krankheiten). Voraussetzung ist natürlich, dass die Krankheitsbilder bei dem Patienten vorliegen.
>
> Ab 2013 wurde in dem zu den Beispielen 1 und 2 vorangehenden Text die zusätzliche Klarstellung ergänzt, dass dies auch für die Fälle gilt, bei denen eine Maßnahme mehreren Krankheiten zugeordnet werden kann, von denen eine Hauptdiagnose ist. Wäre in Beispiel 2 die koronare Herzkrankheit Hauptdiagnose, könnten arterieller Hypertonus und Herzinsuffizienz aufgrund der Betablockergabe ebenfalls als Nebendiagnosen kodiert werden.

Krankheiten bzw. Störungen, die z.B. durch den Anästhesisten während der präoperativen Beurteilung oder vor einer Elektrokonvulsionstherapie dokumentiert wurden, werden nur kodiert, wenn sie den oben genannten Kriterien entsprechen. Sofern eine Begleitkrankheit bzw. Störung das Standardvorgehen für eine spezielle Prozedur beeinflusst, wird diese Krankheit bzw. Störung als Nebendiagnose kodiert.

Anamnestische Diagnosen, die das Patientenmanagement gemäß obiger Definition nicht beeinflusst haben, wie z.B. eine anamnestisch bekannte, überwundene Alkoholabhängigkeit werden nicht kodiert.

Beispiel 3

Eine 50-jährige Patientin wird zur Behandlung einer schweren Zwangsstörung (Zwangsgedanken und -handlungen, gemischt) stationär aufgenommen. In der Anamnese gibt sie eine Knieoperation vor 10 Jahren wegen eines Außenmeniskusschadens an. Danach war sie beschwerdefrei. Als junges Mädchen habe sie an einer Magersucht gelitten. Das Essverhalten sowie das Körpergewicht haben sich jedoch im frühen Erwachsenenalter normalisiert. Eine bekannte koronare Herzkrankheit wird medikamentös weiterbehandelt. Wegen anhaltender Lumbalgien wird die Patientin krankengymnastisch betreut.

Hauptdiagnose:	Zwangsgedanken und -handlungen, gemischt
Nebendiagnose(n):	Koronare Herzkrankheit
	Lumbalgien

Die Nebendiagnosen erfüllen die obige Definition (Ressourcenverbrauch) und sind deshalb zu dokumentieren.

Die sonstigen Diagnosen (Z.n. OP nach Außenmeniskusschaden, Anorexia nervosa) erfüllen diese Definition nicht und werden deshalb für das künftige Entgeltsystem nicht dokumentiert. Sie sind jedoch für die medizinische Dokumentation und die ärztliche Kommunikation von Bedeutung.

Allgemeine Kodierrichtlinien für Krankheiten

Beispiel 4

Ein Patient, der wegen einer Somatisierungsstörung stationär aufgenommen wird, hat zusätzlich einen Diabetes mellitus. Das Pflegepersonal prüft täglich den Blutzucker, und der Patient bekommt eine Diabetes-Diät.

Hauptdiagnose: Somatisierungsstörung

Nebendiagnose(n): Diabetes mellitus

Beispiel 5

Ein 60 Jahre alter Patient mit einer Multiinfarkt-Demenz wird stationär aufgenommen. Aufgrund einer früheren Unterschenkelamputation benötigt der Patient zusätzliche Unterstützung durch das Pflegepersonal.

Hauptdiagnose: Multiinfarkt-Demenz

Nebendiagnose(n): Unterschenkelamputation in der Eigenanamnese

Beispiel 6

Eine ältere Patientin wird wegen einer wahnhaften Störung aufgenommen. Im Verlauf erleidet sie eine hypertensive Krise.

Hauptdiagnose: Wahnhafte Störung

Nebendiagnose(n): Hypertonie mit hypertensiver Krise

Kommentar:

Zur Verschlüsselung von Nebendiagnosen kommt es immer wieder zu Diskussionen über die Höhe des Aufwandes, der eine Kodierung rechtfertigt. In der vorliegenden Kodierrichtlinie ist geregelt, dass das Patientenmanagement durch **irgendeinen** der folgenden Faktoren beeinflusst werden muss:

therapeutische Maßnahmen

diagnostische Maßnahmen

erhöhter Betreuungs-, Pflege- und/oder Überwachungsaufwand.

Untere Schwellenwerte für den Aufwand zur Kodierung einer Nebendiagnose sind nicht definiert. Es gibt keine quantitative Definition oder Vorgaben zur Höhe des Ressourcenaufwandes. Sobald ein Aufwand von größer als 0 bezüglich Therapie, Diagnostik oder Betreuung/Pflege/ Überwachung erkennbar ist und keine andere Kodierrichtlinie dem entgegensteht, rechtfertigt dieser prinzipiell die Verschlüsselung der Nebendiagnose.

Probleme bereiten in diesem Zusammenhang gelegentlich die Fragen, ob das Absetzen eines Medikaments oder ärztliche Überlegungen die Nebendiagnosendefinition erfüllen. Hierbei ist zu differenzieren, ob **irgendeiner** der aufgelisteten Faktoren das Patientenmanagement beeinflusst hat, oder ob lediglich Überlegungen dazu stattgefunden haben, die zu den originären ärztlichen Aufgaben gehören. Beispiele:

Eine häusliche Medikation wird nach der stationären Aufnahme fortgeführt und erst danach abgesetzt. Es hat eine therapeutische Maßnahme stattgefunden. Die entsprechende Diagnose wird kodiert.

Eine häusliche Medikation wird bereits während der Aufnahmeuntersuchung abgesetzt und während des stationären Aufenthaltes erst gar nicht gegeben. Es hat keine therapeutische Maßnahme stattgefunden. Die entsprechende Diagnose wird nicht kodiert.

Eine Patientin mit Mammakarzinom wird wegen einer schweren depressiven Episode stationär behandelt. Der behandelnde Psychiater hält telefonische Rücksprache mit dem ambulant betreuenden Onkologen. Eine geplante Chemotherapie wird verschoben. Die Nebendiagnosendefinition ist nicht erfüllt. Das Mammakarzinom wird nicht kodiert.

Allgemeine Kodierrichtlinien für Krankheiten

PD003

Symptome als Nebendiagnose

Für Symptome gelten die Regelungen zur Kodierung von Nebendiagnosen entsprechend.

> **Beispiel 7**
>
> Ein Patient wird zur Entgiftung bei Opioidabhängigkeit stationär aufgenommen. Es besteht ein ausgeprägtes Untergewicht, das behandelt wird.
>
> Hauptdiagnose: Psychische und Verhaltensstörungen durch Opioide, Abhängigkeitssyndrom
>
> Nebendiagnose(n): Abnorme Gewichtsabnahme

Hinweis der Selbstverwaltung: Die Selbstverwaltung empfiehlt eine Überdokumentation von Symptomen zu vermeiden. Demnach ist beispielsweise die zusätzliche Kodierung von Unglücklichsein bei einer Depression mit dieser Regelung nicht beabsichtigt. Sie empfiehlt aber die Kodierung von Symptomen, die besondere Maßnahmen erfordern und deshalb für eine sachgerechte Fallabbildung erforderlich sind.

Reihenfolge der Nebendiagnosen

Es gibt keine Kodierrichtlinie, die die Reihenfolge der Nebendiagnosen regelt. Jedoch sollten die bedeutenderen Nebendiagnosen, insbesondere Komplikationen und Komorbiditäten, zuerst angegeben werden, da die Anzahl der zur Verfügung stehenden Schlüsselnummer-Felder begrenzt ist. Wird zur Verschlüsselung einer Diagnose mehr als ein Kode benötigt (z.B. Kreuz-Stern-System), so ist für die Reihenfolge DKR-Psych PD012 *Mehrfachkodierung* (Seite 17) zu beachten.

Abnorme Befunde

Abnorme Labor-, Röntgen-, Pathologie- und andere diagnostische Befunde werden nicht kodiert, es sei denn, sie haben eine klinische Bedeutung im Sinne einer therapeutischen Konsequenz oder einer weiterführenden Diagnostik (nicht allein Kontrolle der abnormen Werte).

> **Beispiel 8**
>
> Ein Patient wird zur stationären Psychotherapie einer somatoformen Schmerzstörung aufgenommen. Im Labortest wird eine leichte Leukozytose, die ausschließlich kontrolliert wird und keine weiteren diagnostischen oder therapeutischen Maßnahmen nach sich zieht, gefunden.
>
> Hauptdiagnose: Somatoforme Schmerzstörung
>
> Anmerkung: Die Leukozytose erfüllt nicht die Definition einer Nebendiagnose und wird deshalb für das Entgeltsystem nicht dokumentiert. Die Angabe ist ggf. jedoch für die medizinische Dokumentation und die ärztliche Kommunikation von Bedeutung.

> **Kommentar:**
> In diesem Abschnitt kann eine sprachliche Ungenauigkeit zu Missverständnissen führen. Es ist hier klargestellt, dass abnorme Labor-, Röntgen-, Pathologie- und andere diagnostische Befunde nicht kodiert werden, es sei denn, sie haben eine klinische Bedeutung im Sinne einer therapeutischen Konsequenz oder einer weiterführenden Diagnostik. Zur näheren Erläuterung ist dazu in Klammer aufgeführt, dass nicht allein die Kontrolle der abnormen Werte ausreicht. Der Begriff **Werte** bezieht sich dabei auf Beispiel 8, in dem die alleinige Kontrolle der Leukozytose beschrieben ist. Daraus kann nicht abgeleitet werden, dass damit nur Kontrollen von Laborwerten gemeint sind. In Zusammenhang mit dem voranstehenden Satz bezieht sich die Erläuterung in der Klammer auf die Kontrolle der abnormen Labor-, Röntgen-, Pathologie- und anderer diagnostischer **Befunde**.

PD004a Syndrome

Wenn es für ein Syndrom in den ICD-10-Verzeichnissen einen spezifischen Kode gibt, so ist er für dieses Syndrom zu verwenden.

Sehen die ICD-10-Verzeichnisse keine spezifische Schlüsselnummer für das Syndrom vor, so sind die einzelnen Manifestationen zu verschlüsseln.

PD005a Folgezustände und geplante Folgeeingriffe

Folgezustände oder Spätfolgen einer Krankheit sind **aktuelle** Krankheitszustände, die durch eine frühere Krankheit hervorgerufen wurden.

Es gibt keine allgemeine zeitliche Beschränkung für die Verwendung der Schlüsselnummern für Folgezustände. Der Folgezustand kann schon im Frühstadium des Krankheitsprozesses offenbar werden, z.B. neurologische Defizite als Folge eines Hirninfarktes, oder er zeigt sich Jahre später.

Die Kodierung der Folgezustände von Krankheiten erfordert zwei Schlüsselnummern:

- eine für den aktuellen Zustand und danach
- eine Schlüsselnummer („Folgen von ..."), die ausdrückt, dass dieser Zustand Folge einer früheren Krankheit ist.

Beispiel 1

Spastische Hemiplegie aufgrund einer früheren Hirnembolie

G81.1	*Spastische Hemiparese und Hemiplegie*
I69.4	*Folgen eines Schlaganfalls, nicht als Blutung oder Infarkt bezeichnet*

Allgemeine Kodierrichtlinien für Krankheiten

PD007a Aufnahme zur Prozedur, nicht durchgeführt

Wenn ein Patient für eine Prozedur stationär aufgenommen wurde, die aus irgendeinem Grund nicht durchgeführt und der Patient entlassen wurde, ist wie folgt zu kodieren:

a) wenn die Prozedur aus technischen Gründen nicht ausgeführt wurde:.

Beispiel 1

Ein Patient wird zur Durchführung einer Elektrokonvulsionstherapie aufgenommen. Die Intervention wurde aus technischen Gründen verschoben.

Hauptdiagnose:	F33.3	*Rezidivierende depressive Störung, gegenwärtig schwere Episode mit psychotischen Symptomen*
Nebendiagnose(n):	Z53	*Personen, die Einrichtungen des Gesundheitswesens wegen spezifischer Maßnahmen aufgesucht haben, die aber nicht durchgeführt wurden*

b) wenn die Prozedur auf Grund einer Krankheit oder einer Komplikation, die nach Aufnahme aufgetreten ist, nicht ausgeführt wurde:

Beispiel 2

Eine Patientin wurde aufgrund einer rezidivierenden depressiven Störung, gegenwärtig schwere Episode, zur stationären Psychotherapie aufgenommen. Die geplante stationäre Psychotherapie konnte aufgrund einer akuten Appendizitis nicht begonnen werden. Die Patientin wurde in die Chirurgie verlegt.

Hauptdiagnose:	F33.2	*Rezidivierende depressive Störung, gegenwärtig schwere Episode ohne psychotische Symptome*
Nebendiagnose(n):	Z53	*Personen, die Einrichtungen des Gesundheitswesens wegen spezifischer Maßnahmen aufgesucht haben, die aber nicht durchgeführt wurden*
	K35.8	*Akute Appendizitis, nicht näher bezeichnet*

Kommentar:
Diese Kodierrichtlinie betrifft nicht nur Operationen aus Kapitel 5 des OPS. Die Definition einer Prozedur findet sich in DKR-Psych PP001 *Allgemeine Kodierrichtlinien für Prozeduren*. In der unter b) beschriebenen Konstellation bezieht sich die Einschränkung „...., die nach Aufnahme aufgetreten ist, ..." nur auf die Komplikation. Eine bereits bestehende Erkrankung, die nach Aufnahme zum Absetzen der Operation/Prozedur führt, wird wie unter b) beschrieben verschlüsselt.

PD008a Verdachtsdiagnosen

Verdachtsdiagnosen im Sinne dieser Kodierrichtlinie sind Diagnosen, die **am Ende eines stationären Aufenthaltes** weder sicher bestätigt noch sicher ausgeschlossen sind.

Verdachtsdiagnosen werden unterschiedlich kodiert, abhängig davon, ob der Patient nach Hause entlassen oder in ein anderes Krankenhaus verlegt wurde.

Entlassung nach Hause

1) Wenn Untersuchungen vorgenommen, aber **keine** Behandlung in Bezug auf die Verdachtsdiagnose eingeleitet wurde, ist/sind das/die **Symptom/e** zu kodieren (siehe Beispiel 1 und DKR-Psych PD002 *Hauptdiagnose* (Seite 3)).

Beispiel 1

Ein Patient wird mit akustischen Halluzinationen stationär aufgenommen. Die ersten Untersuchungen lassen die Diagnose einer paranoiden Schizophrenie vermuten. Da der Patient bereits am 3. stationären Tag das Krankenhaus auf eigenen Wunsch und gegen ärztlichen Rat verlässt, kann die Diagnostik noch nicht abgeschlossen werden. Eine spezifische Behandlung der Schizophrenie wurde nicht durchgeführt.

Hauptdiagnose: R44.0 *Akustische Halluzinationen*

2) Wenn eine **Behandlung** eingeleitet wurde und die Untersuchungsergebnisse nicht eindeutig waren, ist die **Verdachtsdiagnose** zu kodieren.

Beispiel 2

Ein Patient wird gereizt, verbal aggressiv, massiv antriebsgesteigert und mit Größenideen stationär aufgenommen. Die Untersuchungen während des stationären Aufenthaltes haben die Diagnose einer bipolaren Störung weder bestätigt noch sicher ausgeschlossen. Eine spezifische Behandlung der bipolaren Störung wurde jedoch eingeleitet. Der Patient war nicht krankheitseinsichtig und verließ das Krankenhaus frühzeitig auf eigenen Wunsch und gegen ärztlichen Rat. Es besteht keine Fremd- und Selbstgefährdung.

Hauptdiagnose: F31.2 *Bipolare affektive Störung, gegenwärtig manische Episode mit psychotischen Symptomen*

Beispiel 3

Ein Vorschulkind wurde mit Verdacht auf ADHS aufgenommen. Die diagnostischen Kriterien konnten im Verlauf nicht ausreichend bestätigt werden. Eine psychotherapeutische und heilpädagogische Behandlung des ADHS wurde vorgenommen.

Hauptdiagnose: F90.0 *Einfache Aktivitäts- und Aufmerksamkeitsstörung*

> **Kommentar:**
>
> Eine zentrale Aussage der Kodierrichtlinie ist, dass ausgeschlossene Diagnosen nicht kodiert werden dürfen.
>
> In Ergänzung des Beispiels in der Kommentierung unter DKR PD002 *Hauptdiagnose*, Absatz „Schlüsselnummern aus Z03.0 bis Z03.9" würde dies bedeuten, dass bei „Ausschluss Commotio" S06.0 *Gehirnerschütterung* nicht als Hauptdiagnose verschlüsselt werden kann. Sollte die Commotio allerdings nicht sicher ausgeschlossen werden können, kann Überwachung und Bettruhe als Behandlung im Sinne der DKR PD008 gewertet werden. Hauptdiagnose wäre in diesem Fall S06.0 *Gehirnerschütterung*.
>
> Siehe auch Kommentar zu DKR PD002 *Hauptdiagnose*, Absatz „Schlüsselnummern aus Z03.0 bis Z03.9".

Allgemeine Kodierrichtlinien für Krankheiten

PD008

Verlegung in ein anderes Krankenhaus

Wenn ein Patient mit einer Verdachtsdiagnose verlegt wird, ist vom verlegenden Krankenhaus die Verdachtsdiagnose-Schlüsselnummer zu kodieren.

Von dem verlegenden Krankenhaus dürfen zur Kodierung nur die zum Zeitpunkt der Verlegung erhältlichen Informationen verwendet werden. Spätere Informationen aus dem Krankenhaus, in welches der Patient verlegt wurde, dürfen die Kodierungsentscheidung nachträglich nicht beeinflussen.

Wird beispielsweise ein Patient mit der Verdachtsdiagnose bipolare Störung verlegt und der Fall vom verlegenden Krankenhaus als bipolare Störung kodiert, so ist die Schlüsselnummer für bipolare Störung vom verlegenden Krankenhaus nachträglich nicht zu ändern. Dies gilt auch dann, wenn vom zweitbehandelnden Krankenhaus der Entlassungsbericht zugesandt wird und sich daraus ergibt, dass der Patient laut Untersuchung keine bipolare Störung hatte.

PD009a „Sonstige" und „nicht näher bezeichnete" Schlüsselnummern

Die Resteklasse „Sonstige ..." ist dann bei der Kodierung zu verwenden, wenn eine genau bezeichnete Krankheit vorliegt, für die es aber in der ICD-10 keine eigene Klasse gibt.

Die Resteklasse „Nicht näher bezeichnete..." ist dann zu verwenden, wenn eine Krankheit nur mit ihrem Oberbegriff, wie z.B. Katarakt, beschrieben ist und/oder eine weitere Differenzierung nach den Klassifikationskriterien der ICD-10 an entsprechender Stelle nicht möglich ist (siehe Beispiel 1).

„Sonstige" und „nicht näher bezeichnete" Schlüsselnummern bzw. „Resteklassen" haben im Allgemeinen eine spezifische Kennzeichnung.

Auf der **vierstelligen Ebene** ist die Zuordnung in der Regel wie folgt:

„.0 – .7"   spezifische Krankheiten

„.8"   spezifische Krankheiten, die unter „.0 – .7" nicht klassifiziert sind (oder „sonstige")

„.9"   „nicht näher bezeichnet"

Beispiel 1	**Vierstellige Subkategorie**	
	Unterteilung der Schlüsselnummern	
F01.-	*Vaskuläre Demenz*	Kategorie
F01.0	*Vaskuläre Demenz mit akutem Beginn*	Spezifische Subkategorie
F01.1	*Multiinfarkt-Demenz*	Spezifische Subkategorie
F01.2	*Subkortikale vaskuläre Demenz*	Spezifische Subkategorie
F01.3	*Gemischte kortikale und subkortikale vaskuläre Demenz*	Spezifische Subkategorie
F01.8	*Sonstige vaskuläre Demenz*	anderenorts nicht klassifizierte Demenz
F01.9	*Vaskuläre Demenz, nicht näher bezeichnet*	unspezifische Subkategorie

Gelegentlich werden die zwei **Resteklassen** „.8" und „.9" in einer Schlüsselnummer kombiniert und beinhalten sowohl „sonstige" als auch „nicht näher bezeichnete" Zustände.

Auf der **fünfstelligen Ebene** ist die Zuordnung nicht einheitlich.

Die Resteklassen dürfen nicht verwendet werden, um Diagnosen „aufzufangen", die **scheinbar** nicht anderenorts klassifiziert sind. Die ICD-10-Verzeichnisse sind zu verwenden, um die korrekte Schlüsselnummer-Zuordnung zu bestimmen (s.a. DKR-Psych PD014 *Im Alphabetischen Verzeichnis verwendete formale Vereinbarungen* (Seite 1519)).

Wenn eine Bezeichnung benutzt wird, die nicht in den ICD-10-Verzeichnissen auffindbar ist, sind darin verfügbare alternative Bezeichnungen zu prüfen.

PD010a Kombinations-Schlüsselnummern

Eine einzelne Schlüsselnummer, die zur Klassifikation von zwei Diagnosen oder einer Diagnose mit einer Manifestation oder einer mit ihr zusammenhängenden Komplikation verwendet wird, wird als Kombinations-Schlüsselnummer bezeichnet. Die Kombinations-Schlüsselnummer ist nur dann zu verwenden, wenn diese Schlüsselnummer die betreffende diagnostische Information vollständig wiedergibt und wenn das Alphabetische Verzeichnis eine entsprechende Anweisung gibt.

Mehrfachkodierungen (siehe DKR-Psych PD012 *Mehrfachkodierung* (Seite 14)) dürfen nicht verwendet werden, wenn die Klassifikation eine Kombinations-Schlüsselnummer bereitstellt, die eindeutig alle in der Diagnose dokumentierten Elemente umfasst.

PD012a Mehrfachkodierung

Anmerkung: Erläuterungen, die mit den entsprechenden Abschnitten aus dem Regelwerk für die WHO-Ausgabe der ICD-10 (Band II) identisch sind, sind am Ende mit „(WHO)" gekennzeichnet.

Mehrfachkodierung ist in den folgenden Fällen erforderlich:

Ätiologie- und Manifestationsverschlüsselung: „Kreuz - Stern - System"

Schlüsselnummern für Ätiologie, auch Primär-Diagnoseschlüssel genannt, (zugrunde liegende Ursache) werden durch das Kreuz-Symbol (†) und Manifestations-Schlüsselnummern, auch Sekundär-Diagnoseschlüssel genannt, durch das Stern-Symbol (*) gekennzeichnet. Zu kodieren ist **in derselben Reihenfolge, in der sie im Alphabetischen Verzeichnis oder im Systematischen Verzeichnis der ICD-10-GM erscheinen**, d.h. die Ätiologie-Schlüsselnummer, gefolgt von der Manifestations-Schlüsselnummer.

Diese Reihenfolge für die Ätiologie-/Manifestationsverschlüsselung gilt nur für das Kreuz-/Stern-System. Die Hauptdiagnosenregelung der DKR-Psych PD002 erfährt somit außerhalb der Kreuz-/Stern-Systematik in Bezug auf die Reihenfolge von Ätiologie-/Manifestationskodes keine Einschränkung. Ein Primär-Diagnoseschlüssel gilt für alle folgenden Sekundär-Diagnoseschlüssel bis zum Auftreten eines neuen Primär-Diagnoseschlüssels.

> **Beispiel 1**
>
> 63-jähriger Patient mit einer Demenz bei Alzheimer-Krankheit
>
> Hauptdiagnose G30.0† *Alzheimer-Krankheit mit frühem Beginn*
>
> Nebendiagnosen F00.0* *Demenz bei Alzheimer-Krankheit mit frühem Beginn (Typ 2)*

Allgemeine Kodierrichtlinien für Krankheiten

PD010

Ausrufezeichenkodes

Sowohl in der ICD-10-GM als auch in der Datenübermittlungsvereinbarung nach § 301 SGB V werden die Ausrufezeichenkodes (z.B.U69.20!) als „optionale" Schlüsselnummern bezeichnet.

Einen Überblick über einige mit Ausrufezeichen gekennzeichneten ICD-Kodes/Kategorien bietet Tabelle 1.

Tabelle 1: Mit einem Ausrufezeichen gekennzeichnete Kategorien/Kodes:

Kode	Beschreibung
B95!–B98!	*Bakterien, Viren und sonstige Infektionserreger als Ursache von Krankheiten, die in anderen Kapiteln klassifiziert sind*
G82.6-!	*Funktionale Höhe der Schädigung des Rückenmarkes*
K72.7-!	*Hepatische Enzephalopathie und Coma hepaticum*
K74.7-!	*Klinische Stadien der Leberzirrhose*
L40.7-!	*Schweregrad der Psoriasis*
O09.-!	*Schwangerschaftsdauer*
U60.-!	*Klinische Kategorien der HIV-Krankheit*
U61.-!	*Anzahl der T-Helferzellen bei HIV-Krankheit*
U69.2-!	*Sekundäre Schlüsselnummer für besondere epidemiologische Zwecke*
U69.3-!	*Sekundäre Schlüsselnummern für die Art des Konsums psychotroper Substanzen bei durch diese verursachten psychischen und Verhaltensstörungen*
U69.40!	*Rekurrente Infektion mit Clostridium difficile*
U80!–U85!	*Infektionserreger mit Resistenzen gegen bestimmte Antibiotika oder Chemotherapeutika*
V, W, X, Y	*Alle Schlüsselnummern aus **Kapitel XX** (Äußere Ursachen von Morbidität und Mortalität)*
Z33!	*Schwangerschaftsfeststellung als Nebenbefund*
Z50.-!	*Rehabilitationsmaßnahmen*
Z54.-!	*Rekonvaleszenz*

Hinweis der Selbstverwaltung: Mit einem Ausrufezeichen gekennzeichnete sekundäre Schlüsselnummern sind zum Teil optional. In aus klinischer Sicht sinnvollen Fällen sollen sie angegeben werden, insbesondere dann, wenn dies zur Abbildung des Behandlungsaufwandes notwendig ist.

PD014a Im Alphabetischen Verzeichnis verwendete formale Vereinbarungen

Das Alphabetische Verzeichnis der ICD-10-GM unterstützt die Verschlüsselung nach dem Systematischen Verzeichnis inkl. des Kreuz-Stern-Systems und der Zusatzschlüsselnummern. Die im Alphabetischen Verzeichnis verwendeten formalen Vereinbarungen sind dort beschrieben. Maßgeblich für die Kodierung ist stets das Systematische Verzeichnis. Soweit das Alphabetische Verzeichnis zu einem unspezifischen Kode (z.B. „.9-Kode") führt, ist deshalb im Systematischen Verzeichnis zu prüfen, ob eine spezifischere Kodierung möglich ist.

PD015e Erkrankungen bzw. Störungen nach medizinischen Maßnahmen

Erkrankungen bzw. Störungen nach medizinischen Maßnahmen als Hauptdiagnose

Kodes für die spezifische Verschlüsselung von Erkrankungen bzw. Störungen nach medizinischen Maßnahmen finden sich beispielsweise in den folgenden Kategorien:

Tabelle 1:

E89.– *Endokrine und Stoffwechselstörungen nach medizinischen Maßnahmen, anderenorts nicht klassifiziert*

G97.– *Krankheiten des Nervensystems nach medizinischen Maßnahmen, anderenorts nicht klassifiziert*

H59.– *Affektionen des Auges und der Augenanhangsgebilde nach medizinischen Maßnahmen, anderenorts nicht klassifiziert*

H95.– *Krankheiten des Ohres und des Warzenfortsatzes nach medizinischen Maßnahmen, anderenorts nicht klassifiziert*

I97.– *Kreislaufkomplikationen nach medizinischen Maßnahmen, anderenorts nicht klassifiziert*

J95.– *Krankheiten der Atemwege nach medizinischen Maßnahmen, anderenorts nicht klassifiziert*

K91.– *Krankheiten des Verdauungssystem nach medizinischen Maßnahmen, anderenorts nicht klassifiziert*

M96.– *Krankheiten des Muskel-Skelett-Systems nach medizinischen Maßnahmen, anderenorts nicht klassifiziert*

N99.– *Krankheiten des Urogenitalsystems nach medizinischen Maßnahmen, anderenorts nicht klassifiziert*

Diese Kodes sind nur dann als Hauptdiagnose zu verschlüsseln, wenn kein spezifischerer Kode in Bezug auf die Erkrankung bzw. Störung existiert. Gleiches gilt für die Kategorien T80–T88 *Komplikationen bei chirurgischen Eingriffen und medizinischer Behandlung, anderenorts nicht klassifiziert*. Die Kodes aus Tabelle 1 sind Kodes aus T80–T88 vorzuziehen, soweit letztere die Erkrankung bzw. Störung nicht spezifischer beschreiben.

Allgemeine Kodierrichtlinien für Krankheiten

PD015

> **Beispiel 1**
>
> Ein Patient wird wegen einer Hypothyreose nach Thyreoidektomie vor einem Jahr stationär aufgenommen.
>
> Hauptdiagnose: E89.0   *Hypothyreose nach medizinischen Maßnahmen*

> **Beispiel 2**
>
> Ein Herzschrittmacherträger wird wegen einer Elektrodendislokation stationär aufgenommen.
>
> Hauptdiagnose: T82.1   *Mechanische Komplikation durch ein kardiales elektronisches Gerät*
>
> Anmerkung: I97.89 *Sonstige Kreislaufkomplikationen nach medizinischen Maßnahmen, anderenorts nicht klassifiziert* ist nicht als Hauptdiagnose zu verschlüsseln, da der Kode T82.1 *Mechanische Komplikation durch ein kardiales elektronisches Gerät* (samt seiner Inklusiva) spezifisch die Art der Störung beschreibt.

> **Beispiel 3**
>
> Ein Patient wird nach vorangegangener Behandlung einer Fersenbeinfraktur nun wegen einer tiefen Beinvenenthrombose stationär aufgenommen.
>
> Hauptdiagnose: I80.28   *Thrombose, Phlebitis und Thrombophlebitis sonstiger tiefer Gefäße der unteren Extremitäten*
>
> Anmerkung: I97.89 *Sonstige Kreislaufkomplikationen nach medizinischen Maßnahmen, anderenorts nicht klassifiziert* ist nicht als Hauptdiagnose zu verschlüsseln, da der Kode I80.28 *Thrombose, Phlebitis und Thrombophlebitis sonstiger tiefer Gefäße der unteren Extremitäten* spezifisch die Art der Kreislaufkomplikation beschreibt.

Erkrankungen bzw. Störungen nach medizinischen Maßnahmen als Nebendiagnose

Die Regelungen gelten für die Kodierung als Nebendiagnose entsprechend. Die Kriterien der Nebendiagnosendefinition (siehe DKR PD003 *Nebendiagnosen* (Seite 79)) sind zu beachten.

> **Kommentar:**
>
> In den vorstehenden Beispielen fehlt in den Anmerkungen eine eindeutige Regelung, ob ein zweiter Kode benutzt werden darf oder nicht. Entsprechend der Einleitung zu den DKR-Psych sind so viele Diagnosen zu verschlüsseln, wie für die Beschreibung des klinischen Bildes notwendig sind; dies gilt soweit die DKR-Psych nichts anderes vorschreiben.
>
> In der besprochenen Thematik sollten daher Mehrfachkodierungen immer dann verwendet werden, wenn der Zusammenhang der Erkrankung bzw. Störung mit medizinischen Maßnahmen aus dem spezifischen Kode nicht hervorgeht und eine Beeinflussung des Patientenmanagements im Sinne der Nebendiagnosendefinition plausibel ist.
>
> Ab 2013 ist zu den Regelungen für die spezifische Kodierung und zur Hierarchisierung der Kodes bei Verschlüsselung von Erkrankungen bzw. Störungen nach medizinischen Maßnahmen (spezifischer Kode für Erkrankung vorrangig vor Kodes aus Tabelle 1 und diese wiederum vorrangig vor Kodes aus T80–T88, sofern diese nicht spezifischer sind) explizit klargestellt, dass sie auch für die Kodierung als Nebendiagnose gelten. Die Kriterien der Nebendiagnosendefinition sind dabei zu beachten.
>
> Ab 2015 wurde im Text unter Tabelle 1 der Halbsatz „…oder die Verschlüsselung dieses spezifischeren Kodes durch ein Exklusivum der ICD-10-GM ausgeschlossen ist…" gestrichen. Dieser Halbsatz ist dahingehend missverstanden worden, dass aufgrund der Exklusiva in einem Kapitelvorspann oder unter Gruppenüberschriften immer vorrangig T-Kodes zu verschlüsseln seien.
>
> Diese Exklusiva schließen jedoch die Verwendung der spezifischen Kodes aus den jeweiligen Organkapiteln nicht aus. Sie sind als Hinweis auf die klassifikatorische, WHO-konforme Verschlüsselung von Komplikationen zu sehen (z.B. für den Anwendungsbereich Todesursachenstatistik). Vorrang bei der Anwendung im Entgeltsystem für die Psychiatrie und Psychosomatik haben jedoch die Deutschen Kodierrichtlinien für die Psychiatrie/Psychosomatik. Nach der Hierarchisierung in DKR-Psych PD015 ist der spezifische Kode für die Erkrankung zu nutzen.

PD016e Psychische und Verhaltensstörungen durch multiplen Substanzgebrauch und Konsum anderer psychotroper Substanzen

Die **einzelnen** konsumierten Substanzen werden, wann immer möglich, entsprechend ihrer Art und Auswirkung so genau wie möglich kodiert.

Kombinationskategorien für multiplen Substanzgebrauch (F19.– *Psychische und Verhaltensstörungen durch multiplen Substanzgebrauch und Konsum anderer psychotroper Substanzen*), sind unspezifisch und nur dann zu verwenden, wenn nicht entschieden werden kann, welche Substanz die Störung ausgelöst hat. Diese Kategorie ist außerdem zu verwenden, wenn eine oder mehrere der konsumierten Substanzen nicht sicher zu identifizieren oder unbekannt sind oder die Substanzaufnahme chaotisch und wahllos verläuft. Daneben sind die **einzelnen** konsumierten Substanzen – soweit bekannt – entsprechend ihrer Art und Auswirkung so genau wie möglich zu kodieren.

Rein anamnestische Angaben über die Einnahme psychotroper Substanzen, die das Patientenmanagement gemäß Definition der Nebendiagnosen in der DKR PD003 nicht beeinflusst haben (z.B. eine anamnestisch bekannte überwundene Alkoholabhängigkeit), werden nicht kodiert.

Allgemeine Kodierrichtlinien für Krankheiten

PD016

Beispiel 1

Ein Patient wird wegen einer akuten Mischintoxikation stationär aufgenommen. Die Intoxikation manifestiert sich als aggressiv-agitiertes Verhalten, Gang- und Standunsicherheit, Miosis sowie verwaschene Sprache. Zum aktuellen Zustandsbild führte, dass sich der Patient mehrfach Heroin gespritzt und exzessiv Alkohol konsumiert hatte. Zusätzlich hat der Patient verschiedene „Pillen" eingenommen, von denen er jedoch nicht wisse, um welche Substanzen es sich handele. Während des stationären Aufenthaltes wird die vorbestehende Substitutionsbehandlung mit Methadon fortgesetzt. Nach unkomplizierter Detoxifikation wird eine Motivationsbehandlung zur problemspezifischen Weiterbehandlung des Alkohol- sowie Opioid-Abhängigkeitssyndroms durchgeführt.

Folgende Diagnosen sind zu verschlüsseln:

F19.0 *Psychische und Verhaltensstörungen durch multiplen Substanzgebrauch und Konsum anderer psychotroper Substanzen: Akute Intoxikation [akuter Rausch]*

F11.0 *Psychische und Verhaltensstörungen durch Opioide: Akute Intoxikation [akuter Rausch]*

F11.2 *Psychische und Verhaltensstörungen durch Opioide: Abhängigkeitssyndrom*

F10.0 *Psychische und Verhaltensstörungen durch Alkohol: Akute Intoxikation [akuter Rausch]*

F10.2 *Psychische und Verhaltensstörungen durch Alkohol: Abhängigkeitssyndrom*

U69.30! *Intravenöser Konsum von Heroin*

Z51.83 *Opiatsubstitution*

ALLGEMEINE KODIERRICHTLINIEN FÜR PROZEDUREN

Diese Kodierrichtlinien beziehen sich auf den **amtlichen Operationen- und Prozedurenschlüssel OPS Version 2020**.

PP001a Allgemeine Kodierrichtlinien für Prozeduren

Alle Prozeduren, die vom Zeitpunkt der Aufnahme bis zum Zeitpunkt der Entlassung vorgenommen wurden und im OPS abbildbar sind, sind zu kodieren. Dieses schließt alle diagnostischen, therapeutischen und pflegerischen Prozeduren ein, einschließlich traditioneller „nicht-chirurgischer" Prozeduren.

Es gibt keine Kodierrichtlinie, die die Reihenfolge der Prozeduren regelt. Jedoch sollten die aufwändigeren Prozeduren zuerst angegeben werden, da die Anzahl der zur Verfügung stehenden Schlüsselnummer-Felder begrenzt ist.

Hinweis der Selbstverwaltung: Zu kodieren sind auch die von der psychiatrischen/ psychosomatischen Einrichtung nach § 17d KHG veranlassten Leistungen (z.B. interne und externe konsiliarische Leistungen), sofern diese nicht durch die Einrichtung selbst außerhalb von § 17d KHG oder einen anderen Leistungserbringer mit der Krankenkasse abgerechnet werden.

Prozedurenkomponenten

Normalerweise ist eine Prozedur vollständig mit all ihren Komponenten, wie z.B. Vorbereitung, Lagerung, Anästhesie, Zugang, Naht, usw., in einem Kode abgebildet (siehe Beispiel 1). Abweichungen davon sind in den Hinweisen beschrieben. Bei den Operationen am Nervensystem zum Beispiel ist gewöhnlich der Zugang zusätzlich zu kodieren.

Deshalb werden diese individuellen Komponenten einer bereits kodierten Prozedur nicht noch einmal gesondert verschlüsselt.

Ebenso sind eingriffsverwandte diagnostische Maßnahmen nicht gesondert zu kodieren, wenn diese in derselben Sitzung durchgeführt werden und regelhaft Bestandteil der interventionell-therapeutischen Prozeduren sind und dies im OPS nicht anders geregelt ist (z.B. Papillotomie bei ERCP (diagnostische retrograde Darstellung der Gallenwege) wird nicht verschlüsselt).

Auch andere Prozeduren, wie z.B. Schmerztherapie (mit Ausnahme des OPS-Kodes 8-919 *Komplexe Akutschmerzbehandlung*), sind nur dann zu kodieren, wenn sie als alleinige Maßnahmen durchgeführt wurden (siehe Beispiel 2).

Beispiel 1

Eine Anästhesie bei einer Elektrokonvulsionstherapie ist im Kode enthalten und wird nicht gesondert kodiert.

Allgemeine Kodierrichtlinien für Prozeduren

PP001

> **Beispiel 2**
>
> Eine epidurale Schmerztherapie als alleinige therapeutische Maßnahme (ohne direkten Zusammenhang mit einer anderen Prozedur), zum Beispiel während eines stationären Aufenthaltes mit Chemotherapie (3 Tage, 2 Medikamente) bei metastasierendem Karzinom, wird gesondert kodiert.
>
> 8-543.32   *Mittelgradig komplexe und intensive Blockchemotherapie, 3 Tage, 2 Medikamente*
>
> 8-910   *Epidurale Injektion und Infusion zur Schmerztherapie*

Eigenständige Prozeduren, die nicht im direkten Zusammenhang mit einer operativen Prozedur stehen, werden getrennt kodiert.

> **Beispiel 3**
>
> Ein präoperatives CT des Abdomens mit Kontrastmittel und eine Hemikolektomie links werden beide kodiert.
>
> 3-225   *Computertomographie des Abdomens mit Kontrastmittel*
>
> 5-455.64   *Partielle Resektion des Dickdarmes; Resektion des Colon descendens mit linker Flexur [Hemikolektomie links]; offen chirurgisch mit Anastomosen-Anus praeter*

PP004a Nicht vollendete oder unterbrochene Prozedur

Wenn eine Prozedur aus irgendeinem Grund unterbrochen oder nicht vollendet wurde, ist wie folgt vorzugehen:

1. Gibt es einen spezifischen Kode für eine misslungene Prozedur (siehe Beispiel 1), so ist dieser zu verwenden.

2. Lässt sich die bisher erbrachte Teilleistung mit dem OPS kodieren, so wird nur die Teilleistung kodiert (siehe Beispiel 2).

3. Wird eine Prozedur nahezu vollständig erbracht, so wird sie kodiert.

4. In allen anderen Fällen ist die geplante, aber nicht komplett durchgeführte Prozedur zu kodieren.

> **Kommentar:**
>
> Die Kodierrichtlinie bezieht sich auf eine nicht vollendete oder unterbrochene Prozedur aus dem Bereich der Operationen und Interventionen. Für Prozeduren, die **auf der Basis von Größe, Zeit oder Anzahl** unterschieden werden, wie das beispielsweise bei den Komplexkodes in der Psychiatrie und Psychosomatik der Fall ist, gilt sie **nicht** (siehe hierzu auch PP012). Diese setzen immer voraus, dass die jeweils angegebene Zeit oder Anzahl entsprechend der OPS-Definition des endstelligen Kodes auch erfüllt sein muss, um den Kode zu verwenden.
>
> Beispiel: Erhält ein erwachsener Patient eine Intensivbehandlung gemäß der Definition des OPS-Kodes 9-619 *Intensivbehandlung bei psychischen und psychosomatischen Störungen und Verhaltensstörungen bei erwachsenen Patienten mit 3 Merkmalen* und ist aber die geplante Durchführung einer Einzeltherapie über mindestens 25 Minuten mit dem Patienten gar nicht möglich, kann mit dem entsprechenden Zusatzkode **nicht** die **geplante** Anzahl der Therapieeinheiten verschlüsselt werden (z.B. 9-649.12 *Anzahl der Therapieeinheiten pro Woche bei Erwachsenen, Einzeltherapie durch Ärzte, 3 Therapieeinheiten pro Woche*), sondern nur das, **was tatsächlich stattgefunden hat** (also in diesem Beispiel 9-649.0 *Keine Therapieeinheit pro Woche*). Siehe hierzu auch PP005, Beispiel 1.

Beispiel 1

Für einige misslungene Prozeduren gibt es spezifische Kodes.

5-733 *Misslungene vaginale operative Entbindung und zugehörige 5-Steller*

8-510.1 *Misslungene äußere Wendung*

Beispiel 2

Wenn eine Laparotomie vorgenommen wurde, um eine Appendektomie durchzuführen, aber die Appendektomie aufgrund eines Herzstillstandes nicht ausgeführt wurde, wird nur die Laparotomie kodiert.

5-541.0 *Explorative Laparotomie*

PP005g Multiple/Bilaterale Prozeduren

Multiple Prozeduren

Bei Prozeduren aus dem Bereich „Behandlung bei psychischen und psychosomatischen Störungen und Verhaltensstörungen bei Erwachsenen (9-60...9-64)" bzw. „Behandlung bei psychischen und psychosomatischen Störungen und Verhaltensstörungen bei Kindern und Jugendlichen (9-65...9-69)", die den Hinweis beinhalten, dass ein Kode aus diesem Bereich einmal pro Woche anzugeben ist, ist als Bezugsdatum für die jeweils zu kodierende Leistungsperiode der erste Tag der vom Kode bestimmten Periode anzugeben.

Beispiel 1

Ein 25-jähriger Patient wird am Donnerstag, den 04.08. aufgrund eines seit fünf Tagen akut aufgetretenen selbst- und fremdgefährdenden Verhaltens auf einer psychiatrischen Station unter Anwendung von besonderen Sicherungsmaßnahmen untergebracht. Es zeigt sich starke und schnelle Erregbarkeit mit fremdaggressivem Verhalten. Aufmerksamkeit und Konzentration sind schwer beeinträchtigt. Der formale Gedankengang ist inkohärent bis zerfahren; ferner wird über akustische Halluzinationen in Form von kommentierenden Stimmen berichtet. Der Patient ist in der ersten Woche (von Donnerstag, 04.08. bis Mittwoch, 10.08.) des stationären Aufenthaltes misstrauisch, kaum kontaktfähig. Ein geordnetes Gespräch ist nicht möglich. Affektiv besteht hochgradige Gespanntheit. Immer wieder äußert der Patient Suizidabsichten mit konkreten Ausführungsplänen. Viele ärztliche Kurzkontakte sind nötig, die jeweils weit unter einer Zeitdauer von 25 Minuten liegen. In der zweiten Woche (von Donnerstag, 11.08. bis Montag, 15.08.) ist die psychotische Symptomatik weitgehend remittiert, der Patient ist zunehmend stabiler. Fremdaggressives Verhalten ist nicht mehr nachweisbar. Therapeutische Einzelkontakte finden von Spezialtherapeuten am 14.08. und 15.08. und von ärztlicher Seite am 15.08. über jeweils 25 Minuten statt. Ab Dienstag, 16.08. sind keine Intensivbehandlungsmerkmale mehr vorhanden, so dass ein Wechsel der Behandlungsart mit Einstufung in die Regelbehandlung erfolgt. Am 17.08. wird vom Arzt 1 Einzeltherapieeinheit erbracht. In der dritten Woche vom 18.08. bis 24.08. werden vom Arzt 1 Einzeltherapieeinheit und von den Spezialtherapeuten 3 Einzeltherapieeinheiten erbracht. Am 25.8. erhält der Patient noch einmal vom Arzt 1 Einzeltherapieeinheit.

Hauptdiagnose: F23.2 *Akute schizophreniforme psychotische Störung*

../.. (wird fortgesetzt)

Allgemeine Kodierrichtlinien für Prozeduren

PP005

../.. (Fortsetzung)

Prozeduren:

1. **Behandlungsart (Komplexkodes),**
   Periodizität: nicht wöchentlich, zu Beginn oder bei Wechsel anzugeben

   a) Do. 04.08. bis Mi. 10.08.: Intensivbehandlung (mit drei Merkmalen)
      OPS: 9-619, Bezugsdatum: Do. 04.08.

   Wechsel der Anzahl der Merkmale in der Intensivbehandlung am Do. 11.08.

   b) Do. 11.08. bis Mo. 15.08.: Intensivbehandlung (mit zwei Merkmalen)
      OPS: 9-618, Bezugsdatum: Do. 11.08.

   Wechsel der Behandlungsart von Intensiv- in Regelbehandlung am Di. 16.08.

   c) Di. 16.08. bis Fr. 26.08. (Entlassung): Regelbehandlung
      OPS: 9-607, Bezugsdatum: Di. 16.08.

2. **Therapieeinheiten (Zusatzkodes),**
   Periodizität: einmal pro Woche

   a) Woche 1 (04.08.-10.08.):   0 TE   OPS 9-649.0
                                 Bezugsdatum: 04.08.

   b) Woche 2 (11.08.-17.08.):   Arzt 2 TE   OPS 9-649.11
                                 Spezialtherapeuten 2 TE   OPS 9-649.51
                                 Bezugsdatum: 11.08.

   c) Woche 3 (18.08.-24.08.):   Arzt 1 TE   OPS 9-649.10
                                 Spezialtherapeuten 3 TE   OPS 9-649.52
                                 Bezugsdatum: 18.08.

   d) Woche 4 (25.08.-26.08.):   Arzt 1 TE   OPS 9-649.10
                                 Bezugsdatum: 25.08.

Anmerkung: Aus Anschauungsgründen sind in diesem Beispiel die Therapieeinheiten auf wenige beschränkt und beispielhaft nur für Ärzte und Spezialtherapeuten angegeben. Gleichermaßen wird die Kodierung der Behandlungsart aus Anschauungsgründen dargestellt, wenngleich sich diese Kodierrichtlinie auf „einmal pro Woche" anzugebende Kodes bezieht. Gemäß OPS beginnt die wöchentliche Abgrenzung der Therapieeinheiten mit dem Tag der Aufnahme. Auf andere, ebenfalls zu kodierende Kodes bzw. Leistungen, wie beispielsweise die Einstufung in die Behandlungsbereiche nach der Psychiatrie-Personalverordnung (Psych-PV) oder weitere Zusatzkodes wurde an dieser Stelle bewusst verzichtet.

Tabelle zu PP005 (Multiple Prozeduren)

Behandlungsart/ Leistungsinhalt	Therapieeinheiten	Datum	Behandlungsart OPS-Kode (anlassbezogene Kodierung)	Leistungsperiode Behandlungsart	Therapieeinheiten OPS-Kode (wöchentliche Kodierung)	Leistungsperiode Therapieeinheiten
Intensivbehandlung (3 Merkmale: Anwendung von besonderen Sicherungsmaßnahmen, akute Selbstgefährdung durch Suizidalität und akute Fremdgefährdung)		Do, 04.08.	9-619	Do. 04.08. bis Mi. 10.08.	9-649.0	Woche 1 Do. 04.08. bis Mi. 10.08.
		Fr, 05.08.	Bezugsdatum: 04.08.		Bezugsdatum: 04.08.	
		Sa, 06.08.				
		So, 07.08.				
Leistungsinhalt: Aufnahme, häufige Kurzkontakte, hoher Gesprächs-, Pflege- und Überwachungsaufwand		Mo, 08.08.				
		Di, 09.08.				
		Mi, 10.08.				
Intensivbehandlung (2 Merkmale: Anwendung von besonderen Sicherungsmaßnahmen und akute Selbstgefährdung durch Suizidalität)		Do, 11.08.	9-618	Do. 11.08. bis Mo. 15.08.	9-649.11 9-649.51	Woche 2 Do. 11.08. bis Mi. 17.08.
		Fr, 12.08.	Bezugsdatum: 11.08.		Bezugsdatum: 11.08.	
		Sa, 13.08.				
Leistungsinhalt: Zusätzliche therapeutische Einzelkontakte ab 25 Minuten Dauer	Spezialtherapeut: 1	So, 14.08.				
	Arzt: 1, Spezialtherapeut: 1	Mo, 15.08.				
Regelbehandlung	Arzt: 1	Di, 16.08.	9-607	Di. 16.08. bis Fr. 26.08.		
	Arzt: 1	Mi, 17.08.	Bezugsdatum: 16.08.			
Leistungsinhalt: Weitergehende therapeutische Arbeit, Entlassungsvorbereitung	Spezialtherapeut: 1	Do, 18.08.			9-649.10 9-649.52	Woche 3 Do. 18.08. bis Mi. 24.08.
	Arzt: 1	Fr, 19.08.				
		Sa, 20.08.			Bezugsdatum: 18.08.	
		So, 21.08.				
	Spezialtherapeut: 1	Mo, 22.08.				
	Spezialtherapeut: 1	Di, 23.08.				
		Mi, 24.08.				
	Arzt: 1	Do, 25.08.			9-649.10	Woche 4 Do. 25.08. bis Fr. 26.08.
		Fr, 26.08.			Bezugsdatum: 25.08.	

Allgemeine Kodierrichtlinien für Prozeduren

PP005

Bezugsdatum von Leistungsperioden bei Fallzusammenführung

Bei mehreren Aufenthalten, die gemäß der Vereinbarung über die pauschalierenden Entgelte für die Psychiatrie und Psychosomatik (PEPPV) zu einem Abrechnungsfall zusammengefasst werden müssen, ist hinsichtlich der Angabe des Bezugsdatums für die jeweiligen Leistungsperioden folgendes zu beachten:

Für den in der chronologischen Reihenfolge ersten Aufenthalt, ist als Bezugsdatum für die jeweils zu kodierende Leistungsperiode der erste Tag der vom Kode bestimmten Periode anzugeben (siehe auch Beispiel 1).

Dies gilt gleichermaßen für alle Aufenthalte, die gemäß PEPPV zu einem Abrechnungsfall zusammengefasst werden müssen. Das bedeutet, dass keine Anpassung der Bezugsdaten an den ersten bzw. einen anderen vorherigen Aufenthalt erfolgt, der unter die Regel der Fallzusammenführung fällt.

Beispiel 2

Ein Patient wird viermal innerhalb von 30 Tagen stationär aufgenommen. Alle Aufenthalte sind gemäß PEPPV zusammenzuführen.

Aufenthalt 1

Aufnahme: Montag, 06.01.

Entlassung: Donnerstag, 09.01.

Prozeduren: 9-607 *Regelbehandlung bei Erwachsenen* Bezugsdatum: Mo, 06.01.
9-649.11 *Einzeltherapie durch Ärzte* Bezugsdatum: Mo, 06.01.
(2 TE/Woche)

Aufenthalt 2

Aufnahme: Samstag, 11.01.

Entlassung: Freitag, 17.01.

Prozeduren: 9-607 *Regelbehandlung bei Erwachsenen* Bezugsdatum: Sa, 11.01.
9-649.12 *Einzeltherapie durch Ärzte* Bezugsdatum: Sa, 11.01.
(3 TE/Woche)

Aufenthalt 3

Aufnahme: Donnerstag, 23.01.

Entlassung: Dienstag, 27.01.

Prozeduren: 9-607 *Regelbehandlung bei Erwachsenen* Bezugsdatum: Do, 23.01.
9-649.11 *Einzeltherapie durch Ärzte* Bezugsdatum: Do, 23.01.
(2 TE/Woche)

Aufenthalt 4

Aufnahme: Mittwoch, 05.02.

Entlassung: Samstag, 08.02.

Prozeduren: 9-607 *Regelbehandlung bei Erwachsenen* Bezugsdatum: Mi, 05.02.
9-649.11 *Einzeltherapie durch Ärzte* Bezugsdatum: Mi, 05.02.
(2 TE/Woche)

Anmerkung: Aus Anschauungsgründen wurden in diesem Beispiel vereinfachend nur die jeweils zu kodierenden Komplexkodes für die Behandlungsart und die Zusatzkodes für die Einzeltherapieeinheiten durch Ärzte angegeben.

> **Kommentar:**
>
> Bei mehreren Aufenthalten, die zu einem Abrechnungsfall zusammen zu führen sind, könnte sich das Problem ergeben, dass je nach gewähltem Bezugsdatum unterschiedliche OPS-Kodes und gegebenenfalls sogar eine unterschiedliche PEPP bei identischer Fallkonstellation resultieren. Deshalb war es erforderlich, hierfür eine eindeutige Regelung zu schaffen.
>
> Vereinfacht besagt diese Regelung, dass in solchen Fällen keine Zusammenfassung von Leistungsperioden über die ursprünglichen „Fallgrenzen" hinaus stattfindet, sondern mit dem Datum der Wiederaufnahme jeweils eine neue Leistungsperiode beginnt.

PP007a Endoskopie multipler Gebiete (Panendoskopie)

Endoskopien multipler Gebiete sind nach dem am weitesten eingesehenen bzw. tiefsten Gebiet zu kodieren.

Beispiel 1

Eine einfache Ösophago-, Gastro-, Duodeno-, Jejuno- und Ileoskopie wird kodiert als

1-636.0 *Diagnostische Intestinoskopie (Endoskopie des tiefen Jejunums und Ileums), einfach (durch Push-Technik)*

PP009a Anästhesie

Die Kodierung der Anästhesie mit einem Kode aus 8-90 sollte sich auf Ausnahmesituationen beschränken. Dies gilt beispielsweise dann, wenn Schockpatienten, Kleinkinder oder nicht kooperative Patienten eine Anästhesie erhalten, damit eine diagnostische oder therapeutische Prozedur durchgeführt werden kann, die normalerweise ohne Anästhesie erbracht wird.

Gibt es einen Kode für die durchgeführte Prozedur, so ist dieser zusammen mit einem Kode aus 8-90 für die Anästhesie anzugeben (siehe Beispiel 1). Gibt es keinen Kode für die durchgeführte Prozedur, so ist der Kode aus 8-90 für Anästhesie alleine anzugeben.

Beispiel 1

Ein Patient mit schwerer Intelligenzminderung und agitiert-aggressivem Verhalten wird nach mehreren Stürzen stationär aufgenommen. Es wird ein Kernspintomogramm des Schädels unter Narkose durchgeführt.

3-820 *Magnetresonanztomographie des Schädels mit Kontrastmittel*
8-900 *Intravenöse Anästhesie*

> **Kommentar:**
>
> In der Praxis ergeben sich gelegentlich Diskussionen über die Abgrenzung von intravenöser Anästhesie und (Analgo-)Sedierung. Die intravenöse Anästhesie im Sinne einer (Kurz-)Narkose setzt eine entsprechende Überwachung voraus, die nachvollziehbar dokumentiert ist (z.B. durch ein Narkoseprotokoll, Narkoseaufklärung/-einwilligung, Durchführung und Überwachung des Patienten durch einen Anästhesisten, der ausschließlich für die Narkose zuständig ist) und wird – wie im Beispiel 1 dargestellt – über den OPS-Kode 8-900 *Intravenöse Anästhesie* abgebildet. Eine alleinige (Analgo-)Sedierung kann für Patienten bis zur Vollendung des 18. Lebensjahrs mit dem Kode 8-903 *(Analgo-)Sedierung* verschlüsselt werden.

Allgemeine Kodierrichtlinien für Prozeduren

PP012e Prozeduren, unterschieden auf der Basis von Größe, Zeit oder Anzahl

Bestimmte Prozeduren des OPS, insbesondere aus Kapitel 6 und 8, werden auf der Basis von Größe, Zeit oder Anzahl unterschieden.

Mengen- bzw. Zeitangaben sind zu addieren, die Summe ist einmal pro Aufenthalt zu kodieren.

Soweit der OPS für die Gabe von Medikamenten oder Blutprodukten eine Dosis- bzw. Mengenangabe vorsieht, ist **nur die dem Patienten tatsächlich verabreichte Dosis bzw. Menge** zu kodieren.

> **Kommentar:**
>
> Es ist zu betonen, dass nur die tatsächlich verabreichte Dosis bzw. Menge zu kodieren ist. Verworfene Teilmengen – ob aufgrund der Packungsgröße oder unsachgemäßer Handhabung – sind nicht hinzuzurechnen und damit auch nicht zu kodieren.

Beispiel 1

Ein Patient wird aufgrund einer schweren rezidivierenden depressiven Störung stationär behandelt. Als Nebendiagnose ist seit Jahren eine Psoriasis vom Plaque Typ bekannt. Der Patient befindet sich 42 Tage in stationärer Behandlung. In diesem Behandlungszeitraum werden dem Patienten unter Einhaltung des bestehenden Therapieschemas zur Behandlung der Psoriasis dreimalig 40 mg Adalimumab subkutan verabreicht.

Die Medikamentengabe wird kodiert mit

6-001.d4   *Adalimumab, parenteral, 120 mg bis unter 160 mg*

Hinweis der Selbstverwaltung: Die oben stehenden Regelungen entsprechen den Kodiervorschriften in den Deutschen Kodierrichtlinien für das G-DRG-System. Bezüglich ihrer leistungsgerechten Anwendung in der Psychiatrie/Psychosomatik bestehen abweichende Positionen innerhalb der Selbstverwaltung. Eine abschließende Lösung ist im Kontext der Kalkulation des Entgeltsystems für die Psychiatrie/Psychosomatik noch zu prüfen.

PP014f Prozeduren, die normalerweise nicht verschlüsselt werden

Prozeduren, die routinemäßig bei den meisten Patienten und/oder mehrfach während eines Krankenhausaufenthaltes durchgeführt werden, werden nicht verschlüsselt, da sich der Aufwand für diese Prozeduren in der Diagnose oder in den anderen angewendeten Prozeduren widerspiegelt (siehe Beispiel 1). Sie wurden aus diesem Grunde auch nicht in den OPS aufgenommen. Diese sollen auch nicht mit den Resteklassen „Andere ..." verschlüsselt werden

Tabelle 1:	Beispiele für nicht kodierbare Prozeduren

- Gipsverbände mit Ausnahme aufwändiger Gipsverbände (8-310)
- Verbände, außer bei großflächigen und schwerwiegenden Hauterkrankungen (8-191)
- Kardioplegie
- Kardiotokographie (CTG)
- Medikamentöse Therapie mit folgenden Ausnahmen:
    - bei Neugeborenen
    - nicht-antibiotische Chemotherapie
    - systemische Thrombolyse
    - Immunglobulingabe
    - Gabe von Gerinnungsfaktoren
    - Andere Immuntherapie (8-547)
    - antiretrovirale Therapie
    - Medikamente aus 6-00
- Ruhe-EKG
- Langzeit-EKG
- Belastungs-EKG
- 24-Stunden-Blutdruckmessung
- Legen einer Magensonde
- Legen eines transurethralen Blasenkatheters
- Subkutane Medikamentengabe, z. B. Heparin
- Blutentnahme
- Aufnahme- und Kontrolluntersuchung
- Visite
- Konventionelle Röntgenuntersuchungen
- Lungenfunktionstest mit Ausnahme von pneumologischen Funktionsuntersuchungen (1-71)
- Blutgasanalyse in Ruhe
- Atemgasanalyse
- Sonographien mit Ausnahme der Endosonographie und der komplexen differentialdiagnostischen Sonographie mit digitaler Bild- und Videodokumentation

Beispiel 1

- Eine Röntgenaufnahme und ein Gipsverband sind bei der Diagnose einer Radius-Fraktur (Colles) üblich.
- Die Gabe von Antibiotika wird bei der Diagnose einer Pneumonie erwartet.

Es handelt sich also um Standardmaßnahmen bei bestimmten Diagnosen und Prozeduren, deren gesonderte Kodierung deshalb nicht erforderlich ist.

Verfahren, die sich bei der Entwicklung des pauschalierenden Entgeltsystems doch als gruppierungsrelevant herausstellen sollten, werden im Rahmen der Pflege des OPS und der Kodierrichtlinien berücksichtigt.

PP016a Verbringung

Prozeduren im Rahmen einer Verbringung werden durch das verbringende Krankenhaus kodiert.

> **Kommentar**:
>
> Der Begriff der „Verbringung" ist nicht allgemeingültig definiert. In einigen Landesverträgen nach § 112 SGB V finden sich spezifische Regelungen zu Zeitintervallen, die eine Unterscheidung zwischen „Verbringung" und „Verlegung" regeln. Zur Anwendung dieser Kodierrichtlinie sind also gegebenenfalls landesspezifische Regelungen/Absprachen zu berücksichtigen.

ANHANG A

Grundregeln zur Verschlüsselung (WHO)

Das Alphabetische Verzeichnis enthält viele Bezeichnungen, die in Band 1 nicht vorkommen. Für die Bestimmung einer Schlüsselnummer sind sowohl das Alphabetische Verzeichnis als auch das Systematische Verzeichnis heranzuziehen.

Bevor der Kodierer mit der Verschlüsselungsarbeit beginnt, müssen die Grundsätze der Klassifikation und des Verschlüsselns bekannt sein. Ferner sollte über einige Übungspraxis verfügt werden.

Im Folgenden wird für den gelegentlichen Benutzer der ICD ein einfacher Leitfaden aufgezeichnet:

1. Feststellung der Art der Angabe, die verschlüsselt werden soll, und Zugriff auf den entsprechenden Teil des Alphabetischen Verzeichnisses. Handelt es sich bei der Angabe um eine Krankheit bzw. Störung oder Verletzung oder um einen sonstigen in den Kapiteln I-XIX oder XXI-XXII zu klassifizierenden Zustand, ist Teil 1 des Alphabetischen Verzeichnisses zu berücksichtigen. Handelt es sich bei der Angabe um die äußere Ursache einer Verletzung oder um ein Ereignis, das Kapitel XX zuzuordnen ist, ist Teil 2 des Alphabetischen Verzeichnisses zu berücksichtigen.

2. Auffinden des Leitbegriffes. Bei Krankheiten bzw. Störungen und Verletzungen ist das gewöhnlich die Hauptbezeichnung des pathologischen Zustandes. Dennoch sind im Alphabetischen Verzeichnis auch einige Zustände, die mit Adjektiven oder Eponymen ausgedrückt werden, als Leitbegriffe aufgenommen.

3. Jeder Hinweis unter dem Leitbegriff ist zu lesen und zu befolgen.

4. Sämtliche Bezeichnungen, die in runden Klammern hinter dem Leitbegriff stehen, sind zu lesen (sie haben keinen Einfluss auf die Schlüsselnummer). Ebenso sind sämtliche eingerückte Bezeichnungen unter den Leitbegriffen zu lesen (diese Modifizierer können die Schlüsselnummer verändern), bis sämtliche Einzelbegriffe der Diagnosenbezeichnung berücksichtigt sind.

5. Sämtliche Querverweise des Alphabetischen Verzeichnisses („siehe" und „siehe auch") sind zu beachten.

6. Die Richtigkeit der ausgewählten Schlüsselnummern ist durch Rückgriff auf das Systematische Verzeichnis zu überprüfen. Es ist zu beachten, dass im Alphabetischen Verzeichnis eine 3-stellige Kategorie mit einem Strich in der 4. Stelle bedeutet, dass in Band 1 4-stellige Unterteilungen vorhanden sind. Weitere Unterteilungen, die für zusätzliche Stellen angewandt werden können, sind im Alphabetischen Verzeichnis nicht aufgeführt, falls sie doch benutzt werden sollen, sind sie nach Band 1 zu bestimmen.

7. Die Inklusiva und Exklusiva [Inkl. bzw. Exkl.] der jeweils ausgewählten Schlüsselnummer bzw. des Kapitels, der Gruppe oder der Kategorienüberschrift sind zu beachten.

8. Zuweisung der Schlüsselnummer.

SCHLAGWORTVERZEICHNIS

A

Abhängigkeit
- Alkohol 9
- Medikament 9
- Opioid 12

Abrechnungsfall 28
Aktivitäts- und Aufmerksamkeitsstörung 15
Akustische Halluzinationen 15, 25
Akute schizophreniforme psychotische Störung 25
Alkohol
- Abhängigkeit 9
- Intoxikation 6
- Missbrauch 6
- schädlicher Gebrauch 5

Alzheimer-Krankheit 17
Anamnestische Diagnose 10
Anästhesie
- Allgemein 29
- bei Elektrokonvulsionstherapie 23
- Intoxikation 23
- intravenös 29

Anorexia nervosa 10
Antiretrovirale Therapie 31
Ätiologie
- Kodierung 17

Aufenthalt
- mehrere 28

Aufnahme
- zur Operation, Operation nicht durchgeführt 14

B

Behandlungsart 25
- *Intensivbehandlung* 27
- Regelbehandlung 25

Beobachtung bei Verdacht
- Hauptdiagnose 7

Bewertung
- Befunde 3

Bezugsdatum 28
- Leistungsperiode 28
- Prozedur 25

Bipolare affektive Störung 15
Bipolare Störung 16
Bundespflegesatzverordnung 8

D

Definition
- Hauptdiagnose 3
- Nebendiagnose 9

Demenz
- bei Alzheimer-Krankheit 17
- Multiinfarkt 11, 16
- subkortikal vaskulär 16
- vaskulär 16
  - mit akutem Beginn 16

Depressiv
- Episode 5

Depressive Störung
- rezidivierend 14

Diagnose
- anamnestisch 10
- Haupt-, s. a. Hauptdiagnose 3
- Neben-, s. a. Nebendiagnose 9
- Verdachts- 14

Diagnostische Maßnahmen
- Kodierung 23

E

Einzelkontakt 25
Elektrokonvulsionstherapie 23
- Anästhesie 23

Endoskopie
- multiple Gebiete 29

Episode
- depressiv 5

F

Fallzusammenführung 28
Folgeeingriff 13
Folgezustände
- Definition 13

H

Halluzinationen
- akustisch 15, 25

Hauptdiagnose 3
- Beobachtung bei Verdacht 7
- mehrere Diagnosen möglich 7
- nach Analyse 3
- Symptom 5
- Verdachtsfälle 7

Hirntumor 6
HIV-Krankheit 18

I

Intensivbehandlung 27

K

Kodierung
- allgemein 3
- Diagnostische Maßnahmen 23
- Folgezustände und Folgeeingriffe 13
- Kombinationsschlüsselnummern 17
- Mehrfachkodierung
  - ICD-10-GM 17
- mit Resteklassen 16, 17
- Prozeduren, allgemein 23
- Prozcdurcnkomponcntcn 23
- Standardmaßnahmen 31
- Symptom 5
- Syndrome 13
- Teilleistung 24

Kombinationskodes
- ICD-10-GM 17

Komplexkode 26
Komplikationen
- bei chirurgischen Eingriffen 19
- bei Herzschrittmacherpatient 20
- nach med. Maßnahmen 19, 20, 21
- nach Thyreoidektomie 20

Krankenhausentgeltgesetz 8
Krankheit

Schlagwortverzeichnis

- Morbus Alzheimer 17
- nach med. Maßnahmen 19, 20, 21
- zugrunde liegend 5

Kreuz - Stern - System 17
Kurzkontakt 25

L

Leistungseriode 28

M

Manifestation
   - Kodierung 17

Medikament
   - Abhängigkeit 9

Multiinfarkt Demenz 11
Multipler Substanzgebrauch 21

N

Nebendiagnose
   - anamnestisch 10
   - Befunde, abnorm 12
   - Reihenfolge 12
   - Symptome 12

O

Operation 14
   - nicht durchgeführt 14

Opioidabhängigkeit: 12

P

Panikstörung 6
Paranoide Schizophrenie 5, 6
Persönlichkeitsstörung 6
   - organisch 6

Prozedur 14
   - aufwändigere 23
   - Bezugsdatum 25
   - Kodierung allgemein 23
   - Komponenten
      - Kodierung 23
   - multipel 25
   - nicht durchgeführt 14
   - nicht vollendet 24
   - nicht zu verschlüsseln 30
   - Standardmaßnahmen 31
   - unterbrochen 24
   - Verbringung 32

Psychotrope Substanz
   - multipler Gebrauch 21

R

Regelbehandlung 25
Resteklassen 16
   - nicht näher bezeichnet 16
   - sonstige 16

S

Schizophrenie 5, 6, 8
   - paranoid 5, 6

Schmerzstörung 12
   - somatoform 12

Somatisierungsstörung 11
Somatoforme Schmerzstörung 12
Spätfolgen s. a. Folgezustände 13
Standardmaßnahmen
   - Kodierung 31

Störung
   - affektiv bipolar 15
   - bipolar 16
   - depressiv
      - rezidivierend 14
   - nach med. Maßnahmen 19, 20, 21
   - Panik- 6
   - Persönlichkeits- 6
   - psychisch
      - multipler Substanzgebrauch 21
   - psychotisch
      -schizophreniform
         - akut 25
   - rezidivierend
      - depressiv 14
   - Somatisierungs- 11
   - Verhaltens-
      - multipler Substanzgebrauch 21
   - wahnhaft 11
   - Zwangs- 10

Symptom
   - als Hauptdiagnose 5, 15
   - als Nebendiagnose 12

Syndrome 13

T

Teilleistung, Kodierung 24
Therapie
   - antiretroviral 31

Therapieeinheit 25, 26
Tumor
   - Gehirn 6

V

Verbringung 32
Verdachtsdiagnosen 14
   - bei Entlassung 15
   - bei Verlegung 16
   - Hauptdiagnose bei V.a. 7

Vereinbarungen (formale)
   - Systematik ICD-10-GM 19

Verlegung
   - intern 8
   - mit Verdachtsdiagnose 16

W

Wahnhafte Störung 11

Z

Zusatzkode 26
Zwangsgedanken 10
Zwangshandlungen 10
Zwangsstörung 10

SCHLÜSSELNUMMERVERZEICHNIS

ICD-Kode-Index

ICD-Kode	DKR	Seite	ICD-Kode	DKR	Seite
B95!–B98!:	PD012	18	K35.8:	PD007	14
E89.–:	PD015	19	K72.7-!:	PD012	18
E89.0:	PD015	20	K74.7-!:	PD012	18
F00.0*:	PD012	17	K91.–:	PD015	19
F01.–:	PD009	16	L40.7-!:	PD012	18
F01.0:	PD009	16	M96.–:	PD015	19
F01.1:	PD009	16	N99.–:	PD015	19
F01.2:	PD009	16	O09.–!:	PD012	18
F01.3:	PD009	16	R00–R99:	PD002	7
F01.8:	PD009	16	R44.0:	PD002	6;
F01.9:	PD009	16		PD008	15
F10.0:	PD016	22	S06.0:	PD002	15
F10.2:	PD016	22	T80–T88:	PD015	21
F11.0:	PD016	22	T80–T88:	PD015	19
F11.2:	PD016	22	T82.1:	PD015	20
F19.–:	PD016	21	U60.–!:	PD012	18
F19.0:	PD016	22	U61.–!:	PD012	18
F23.2:	PP005	25	U69.2-!:	PD012	18
F31.2:	PD008	15	U69.20!:	PD012	18
F33.2:	PD007	14	U69.3-!:	PD012	18
F33.3:	PD007	14	U69.30!:	PD016	22
F51.5:	PD002	6	U69.40!:	PD012	18
F90.0:	PD008	15	U80!–U85!:	PD012	18
G30.0†:	PD012	17	Z03.–:	PD002	7, 8
G81.1:	PD005	13	Z03.– Z03.9:	PD002	8;
G82.6-!:	PD012	18		PD008	15
G97.–:	PD015	19	Z03.0 bis Z03.9:	PD002	7
H59.–:	PD015	19	Z03.2:	PD002	7
H95.–:	PD015	19	Z33!:	PD012	18
I69.4:	PD005	13	Z50.–!:	PD012	18
I80.28:	PD015	20	Z51.83:	PD016	22
I97.–:	PD015	19	Z53:	PD007	14
I97.89:	PD015	20	Z54.–!:	PD012	18
J95.–:	PD015	19			

OPS-Kode-Index

OPS-Kode	DKR	Seite	OPS-Kode	DKR	Seite
1-636.0:	PP007	29	8-900:	PP009	29
1-71:	PP014	31	8-910:	PP001	24
3-225:	PP001	24	8-919:	PP001	23
3-820:	PP009	29	9-60...9-64:	PP005	25
5-455.64:	PP001	24	9-607:	PP005	26, 27, 28
5-541.0:	PP004	25	9-618:	PP005	26, 27
5-733:	PP004	25	9-619:	PP005	26, 27
6-00:	PP014	31	9-649.0:	PP005	26, 27
6-001.d4:	PP012	30	9-649.10:	PP005	26, 27
8-191:	PP014	31	9-649.11:	PP005	26, 27, 28
8-310:	PP014	31	9-649.12:	PP005	28
8-510.1:	PP004	25	9-649.51:	PP005	26, 27
8-543.32:	PP001	24	9-649.52:	PP005	26, 27
8-547:	PP014	31	9-65...9-69:	PP005	25
8-90:	PP009	29			

Notizen

Notizen

Notizen

Notizen